アメリカで学んだ医学統計

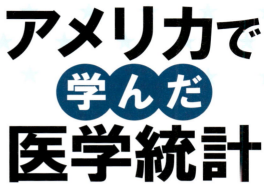

塩田星児 著

大分大学医学部附属病院 総合内科・総合診療科

8 時間集中講義

中外医学社

はじめに

　本書の執筆の機会を与えてくださいました中外医学社の方々に心より御礼申し上げます。

　2014年4月より1年間米国ヒューストンのベイラー医科大学に留学し、疫学研究、統計を学ぶことができました。ヒューストンにはベイラー医科大学を含む巨大なメディカルセンターがあります。それらの行き来は容易であり、人的交流も盛んでした。El-Serag 教授の勧めもあり、テキサス大学ヒューストンメディカルスクールの Clinical Research Curriculum の Biostatistics for Clinical Investigators コースを受講することができました。本来は MPH（Master of Public Health）の資格を獲得するためには2年間のカリキュラムを修了する必要があるのですが、1年のみの留学予定であったため、最も興味のあった Biostatistics コースを受講させていただきました。

　このコースでは週に1回、夕方に90分の講義が行われました。4か月で全14回の講義で、それぞれの講義の後には宿題が出され、期限までに提出しないといけません。さらに3回のテストもあり、合計で80％以上の正答率を求められました。

　今回私がここで記載させていただいた臨床統計に関する内容は、この講義内容を参考にして書かせていただいております。その他にも重回帰分析、ロジスティック回帰分析などの講義もあったのですが、それらは複雑であるため、本書では基本的な内容の部分のみにさせていただきました。また、本書の例題の一部には宿題で出された問題をアレンジして作成させていただいたものもあります。私の理解の限りで記載させていただいたので間違った記載もあるかもしれません。本書をきっかけに、さらに知識を深めたい方は講義での指定図書であった Dawson B, Trapp RG. Basic and clinical biostatistics. 4th edition. Lange Medical Books/McGraw Hill, 2004.を参照していただければ幸いです。またコースでは STATA 13 が指定解析ソフトでしたので、本書でも使用させていただきました。

わずか 1 年の米国留学でしたが、El-Serag 教授には週 1 回のマンツーマンのミーティングを通して臨床研究について多くのことを教えていただきました。Thrift 先生、Xiaoying 先生、Ramsey 先生には統計を教えていただきました。そしてテキサス大学の Kennedy 教授、Green 先生、Pedroza 先生には Biostatistics コースで教えていただきました。ヒューストンに留学されていた先生方とその家族のおかげで私の留学生活は充実していました。この場を借りて御礼申し上げます。

I thank Prof. Hashem B. El-Serag, Dr. Aaron Thrift, Dr. Yu Xiaoying, Dr. David Ramsey, Prof. Kathleen Kennedy, Dr. Charles Green, and Dr. Claudia Pedroza for excellent lectures and technical assistance.
I recommend Biostatistics for Clinical Investigators in Clinical Research Curriculum at The University of Texas Health Science Center at Houston medical school for every researchers.

2016 年 3 月

塩田　星児
Seiji Shiota

目　次

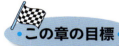

CHAPTER 01

データの種類

連続データ、カテゴリーデータ

この章の目標

1 mean（平均値）と median（中央値）の違いを説明できる。

2 SD（標準偏差）と SEM（標準誤差）の違いを説明できる。

3 体格指数（BMI）の mean 25、SD 2.4 のときに、BMI が 26 より大きい人は全体の何％くらいいるかを計算できる。

●はじめに

　統計がよくわからない、という話をよく聞きます。臨床統計を行っている場合のこの「よくわからない」というのは、統計の難しい計算式を理解できない、というものではなく、

　「どのような解析法を使用すればよいのかがわからない」

　「その結果の解釈がわからない」

　ということだと私は思います。

　そもそも統計をどのように行っていくかについて、大きく 2 つがあります。

Descriptive statistics
Inferential statistics

descriptive statistics は、データを計算し、要約し、データを Table や Figure で示すものです。

もう一つの inferential statistics は、ある集団からのデータを「population」と呼ばれる大きなグループに一般化します。

具体的に見ていきましょう。

ある集団の男女の血圧を測定しました。

	Male	Female
Mean（平均）	123	118
SD（標準偏差）	7	6
Median（中央値）	117	114
Range（範囲）	104-145	102-135

このように、

平均血圧は、男性では平均 123、SD＝7、女性で 118、SD＝6。

中央値は、男性では中央値 117、範囲は 104-145、女性で 114、範囲は 102-135

というようにデータをまとめた状態を descriptive statistics といいます。

これだけみると男性のほうが女性より血圧は高いという風にみることができますね。

しかしここで疑問に思うのは、このデータに基づき、（一般に）男性の血圧は女性より高いといえるか、と言うことです。

これを検討することが Inferential statistics になります。

JCOPY 498-10904

1-1 統計に出てくる言葉を理解しよう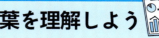

　統計が苦手、という方の中には、用語が難しい、と感じる方もいるのではないでしょうか。英語表記を無理やり日本語にしたような表現もあり、さらに理解を困難にしている気もします。しかしながらそれ以上にわかりやすく端的な言葉がないので、そのような表現になるのは仕方がない部分もあります。

　私自身は漢字で理解するほうが堅苦しく難しく感じていますので、基本的には英語のほうで覚えるようにしています。これは英語論文を読む際は英語記載ですし、使用している解析ソフトも英語版であるので、日本語を覚える必要がない、ということにもよります。いずれ英語で覚えないといけないのならば、初めから英語で覚えておいたほうが二度手間にならずよいのではないでしょうか？

　それでは統計で出てくる用語を見てみましょう。

●Variable（変数）

　あるグループにおいていろいろな値を測定したり、情報を集めると思います。それぞれの項目、値のことを variable（変数）と言います。

　例えば、ある集団のデータを集めた場合の、年齢や性別、身長などのそれぞれのことを言います。

　Variable には 0 か 1 で表されるような値をとる場合（質問でのyes、no、生存や死亡など）と、身長などのように 160 や 166 cm と表現するものがあります。

●Variable のタイプ

それでは variable にはどのようなタイプがあるのか見てみましょう。

大きくは Qualitative/categorical variable と Numerical variable に分けることができます。

■Qualitative/categorical variable

Nominal variable

人種や性別のことです。

これには順序関係はなく、0 を女性、1 を男性、とした場合です。その中間の 1.5 という表現はありません。また、1＝女性、2＝男性と入力することもありますが、2 は 1 の 2 倍、という考えにもなりません。つまり yes、no に近いでしょうか。

Ordinal variable

順序立てされた variable です。例えば、がんのステージ分類では stage 1、stage 2、stage 3、stage 4 とあります。しかしながら stage 2 は stage 1 の 2 倍、stage 4 は stage 2 の 2 倍、とはなりません。このように 1.2.3.4…と並ぶけれども、それぞれの距離が一定でないものとなります。

■Numerical variable

Discrete variable

子供の数のようにある程度の上限があるものです。

例えば統計解析で出産した子供の数が 1 人増えるごとにリスクが 1.25 倍になるものがあるとします。だからといって 100 人産んだら、1.25 の 100 乗になる、というのは非現実的ですよね。病院への受診回数などもこちらになります。

Continuous variable

ある一定の範囲内の値をとるものです、その一つ一つの変化量は一定です。年齢や体重、血圧がこれにあたります。

大きくは Categorical variable か Continuous variable というに覚えることが多いのではないでしょうか。

> **ちょっと一コマ**
>
> ### サンプル数のNとnって？
>
> また、論文などでサンプル数を記載する際、大文字の N と小文字の n を使用し、N=10,000 であったり、n=100 と記載していることがあります。一般的には母集団の数を示す場合に N を使用し、サンプル数（選び出したサンプル）を示す場合に n を使用します。

1-2 得られたデータは そのまま使用するのか？

ある研究を行い、たくさんのデータを得たとします。それらのデータをすべて使い、データをまとめることや、解析をすればいいのでしょうか？

必ずしも答えは yes とは限りません。

●エラーを見つける

これはヒトという一定ではない集団を対象とした研究で起こるもので、どのような値にも外れ値を示すことがあります。それは測定機器のエラーによるもの（偶然にも値が 10 倍を示した場合など）と、アンケートに記入してもらった際に、極端な答え方をされた場

合です。このようなケースを除外せずに解析に入れた場合、その極端なケースによって差が見えなくなることや、あるいは差が出てしまう、などのように結果に大きな影響を与えることがあります。

　それぞれの集団を平均化するにはそれらの外れ値を示した対象者を解析前に除外することもあります。具体的には箱ひげ図を作成し、外れ値を除外する方法などあります。（後述）

●適切な統計解析方法を選択する

　統計の本を見るとたくさんの検定法が記載されていると思います。スタンダードの検定法はよく知られていると思いますが、まずは自分の行おうとしている解析が、その検定でよいのかを初めにしっかりと考えないといけません。検定法を誤ったがゆえに差が出なかった、あるいは差が出てしまった、ということもあり得ます。後の章でも記載しますが、サンプル数が適切であったかの評価も重要です。

もっともやってはいけない方法は、データを得た後、とりあえず統計ソフトにてデータベースを作成し、たくさんの解析法を試し、差が出る検定法を探すことです。P値が 0.05 を切った時点で有意差ありとして、それをもとに論文作成に取り掛かろうとすることです。P値が何を意味しているかについては次の章で詳しく述べています。

　その他にもたくさんの統計用語がありますが、それぞれ登場するところでも述べていきます。

JCOPY 498-10904

1-3 データをまとめてみよう

●Central tendency の測定

ある研究を行い、たくさんのデータを得たとします。それは 10 個のデータかもしれませんし、10000 のデータかもしれません。そのデータをただ眺めていても何もわかりませんね。

まずは descriptive statistics で、それらのデータのまとめを行います。それではどのような指標でまとめていくのでしょうか？

たくさんのデータの値がある場合、mean（平均値）などでその代表的な値を決めることがあると思います。

大きくは mean（平均値）と median（中央値）があります。

■Mean（平均値）

平均値はそれぞれの値を足していき、それを n 数で割ったものとなります。主として continuous variable で用い、discrete variable でも数が大きい場合は平均値を用います。

たくさんのデータがあるのだから、mean を求めるのは当然、と思われている方もいるかもしれませんが、統計では必ずしも mean をすべてのケースで求めることが有用とは限りません。

一般的には、**左右対称の分布、つまり山なりになっているデータ**の場合に、mean がそれらのデータの典型的な値、と示していることになります。このような分布を示しているものを symmetric なデータ（正規分布）とも呼びます。

例えば、ある試験を 42 人に対し行い、以下のように分布していました。

score	n
0-10	0
11-20	1
21-30	3
31-40	3
41-50	7
51-60	10
61-70	7
71-80	5
81-90	4
91-100	2

これをグラフにして表すと以下のようになります。

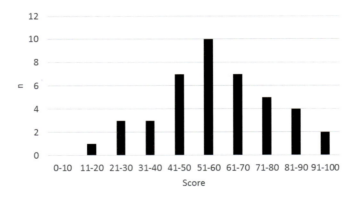

このようなデータの場合、平均は 51-60 の中にあることが期待されますね。

少し余談になりますが、実際のデータがない場合でも、前の表のようにまとめたものがある場合、score の中央値（0-10 であれば 5）に人数を掛けていき、その総数を全体の数で割ることでおおよその

JCOPY 498-10904

平均値をもとめることができます（weighted average）。

$$\frac{(5\times0)+(15.5\times1)+(25.5\times3)+\cdot\cdot\cdot+(95.5\times2)}{42}$$

$$=58.1$$

■Median（中央値）

　　データの形がきれいな山なり（左右対称）にならない場合は、ど
のようにその典型を表せばよいのでしょうか？

　そのような場合の代表的な値として、median（中央値）が使われ
ます。主として continuous variable で用い、discrete variable でも
数が大きい場合は用います。Ordinal なデータも median で示します。

　それぞれのデータを大きい順に並べていき、その**真ん中の順位の
値**となります。つまりそのデータの上と下に同じ数のデータが存在
することになります。サンプルの数が偶数の場合は、真ん中に存在
する 2 つのデータの平均となります。

　それでは以下のような場合、mean や median はどのようになる
でしょう。

1,3,5,7,9

　　このデータでは median（中央値）は前から 3 番目の「5」という
ことになります。一方、mean（平均値）は 5 つの数を足したもの（1
＋3＋5＋7＋9）をサンプル数 5 で割った値となり 25÷5 で 5 とな
ります。この例では mean と median が同じになりますね。

3,5,5,5,5,7,9,9,9

　　このデータではサンプル数は 9 ですので median は前から 5 番
目の「5」になります。一方 mean は 9 つの数を足した 57 をサンプ
ル数 9 で割った値となり 6.3 となります。

1,1,1,1,1,3,5,5,5,5,5,5,5

　このデータではサンプル数は 13 ですので中央値は前から 7 番目の「5」になります。一方平均値は 13 の数を足した 43 をサンプル数 13 で割った値となり 3.3 となります。

　このように mean は同じ 5 でも、median は異なっています。このような場合はデータのばらつきがきれいな左右対称のベル型ではなく、どちらかに偏っていることが考えられます。

　またあまり解析で使用することはありませんが、mode（最頻値）というのもあります。これは文字通り最も頻回にでてくる値のことで、2 番目、3 番目の例題とも「5」となります。

　次に 2 つのピークがあるようなデータを見てみましょう。

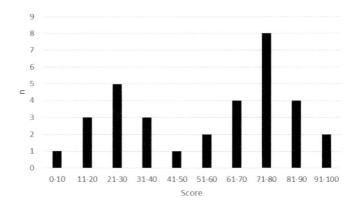

　Mean は 2 つの山の真ん中に位置し、median も同様に真ん中にくるので、mean と median がやはりほぼ同じになってしまいます。だいたい mean が 50-60 になるでしょうか。このようなデータと先ほどの上の山なりの正規分布の 2 グループを比較する場合、見た目では mean、median が 2 グループで同じとなっている場合があります。

JCOPY 498-10904

このような山を示す場合は、categorical variable として扱い、0-30 点、30-60 点、60-100 点と分けて、それぞれに含まれる人数の割合を比較することも考慮しないといけませんね。そうすると 2 つの山があるサンプル集団では、先ほどの 1 つの山のサンプル集団よりも 0-30 点、60-100 点の割合が多い、ということが見てわかります。

　このように 3 つの central tendency の値について述べましたが、最も重要なことは

> 「それぞれのデータの分布を図にしてみて、どれくらいの範囲に分布していて、どのような値を用いるのが適切かを考えること」

です。

　それでは次に、データの分布（ばらつき）を見てみましょう。

●Variance（ばらつき、分散）

　データのばらつきを variance（分散）と言います。まず、サンプルそれぞれの値（Xi）と population 自体の平均値（μ）の差を二乗します。これはサンプルの値と平均の差はプラスであったり、マイナスであったりするからです。この二乗した値を足していき、最後にサンプル数で割ります。

$$\sigma^2 = \frac{\sum_{i=1}^{N} (X_i - \mu)^2}{N}$$

　そしてこの分散の平方根が standard deviation（SD、標準偏差）です。

$$\sigma = \sqrt{\frac{\sum_{i=1}^{N}(X_i - \mu)^2}{N}}$$

また、population 自体の平均が不明な場合は、観察されたデータの平均（X̄）を用います。サンプルそれぞれの値とサンプル集団自体の平均値の差を二乗し、足していき、最後にサンプル数－1（n－1）で割ります。この平方根が standard deviation（SD）になります。

$$s = \sqrt{\frac{\sum_{i=1}^{n}(X_i - \bar{X})^2}{n-1}}$$

サンプル数 n ではなく n－1 で割るのは、実際の population の SD とのばらつきを小さくするため、n よりも小さな数で割り、正確性を上げるためです。

median の場合にもばらつきを示す指標があります。
大きくは Range（範囲）と Interquartile range（IQR）があります。

■Range（範囲）

Range（範囲）は単純に最も大きな値と最も小さな値までを示すものです。Range はサンプル数が大きくなると広くなります。また、outlier といって、外れ値（極端に大きな数、小さな数）があると、range は広くなってしまいます。

■Quartile（四分位）

データを上から順に4つに分けたものを Quartile（四分位）と言い、下から順に 0、first、second、third、fourth quartile に分けることができます。
Third quartile の値から first quartile の値を引いた値を Inter-

JCOPY 498-10904

quartile range（IQR）とします。全体のデータを上から 4 つに分けていますので、そのうちの 25〜75％に含まれるものを示しています。**つまりデータの 50％がその範囲に含まれている**ことになります。（詳しくは後述）

Coefficient of variation（変動係数）というものがあり、

$$CV = \frac{s}{\bar{X}} \times 100\%$$

で表せます。これは異なる 2 つのグループの分布を比較する際に用いることがあります。

　先ほど上にも述べましたが、グラフにすることでデータをわかりやすく見ることができます。いくつかのグラフのタイプがあるので見てみましょう。

■Histogram（ヒストグラム）

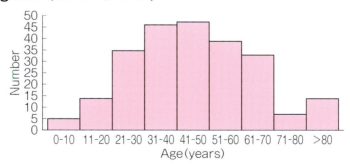

　これはそれぞれのカテゴリーに入っている数の頻度を示すものです。20 歳以下の若い人と 70 歳以上が少なく、20〜70 歳にたくさん分布しているのがわかりますね。

■Frequency Polygon

例えば年齢別のピロリ菌感染率などを示すような場合です。

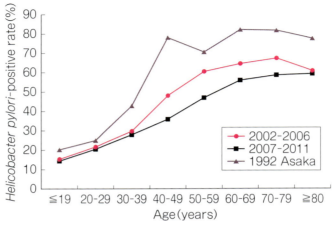

(Shiota S. Expert Rev Gastroenterol Hepatol. 2013)

こちらは主として比率を示すグラフとして用いることが多く、いくつかのデータを比較することが容易になります。

■Box plot

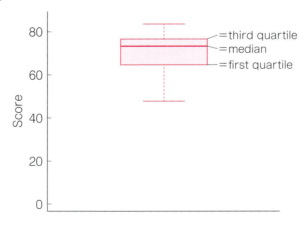

IQR の third quartile を箱の上端、first quartile を箱の下端として箱を作ります。その間に横に引かれている線が median（中央値）となります。上にも述べたように、データの 50％がその箱の範囲に含まれていることになります。

箱から上下に伸びている線は whiskers といい、上端は third quartile に IQR の 1.5 倍の値を足したもの、下端は first quartile から IQR の 1.5 倍した値を引いたものを示しています。

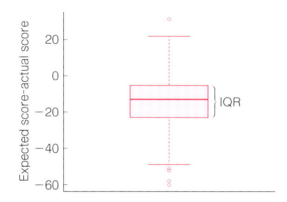

しかしながら、時に whiskers で 95％信頼区間を示したり、range を示しているものもありますので、図の説明文（Figure legend）を見る必要があります。

Whiskers よりも外れている値は outliers（外れ値）としてそれぞれの値をプロットすることが多いです。

データがどのように分布することがあるかを見てみましょう。

■Normal distribution

いわゆるベル型の山なりの図です。

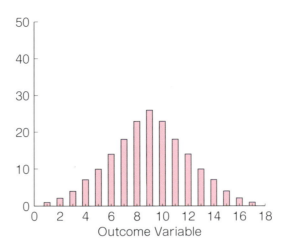

このタイプでは mean（平均値）と median（中央値）、mode（最類値）が同じ値になります。

大事！

特徴として、
データの 68.2% は（mean−SD）と（mean＋SD）の間に入ります。
データの 95.4% は（mean−2 SD）と（mean＋2 SD）の間、
データの 99.8% は（mean−3 SD）と（mean＋3 SD）の間に入ります。

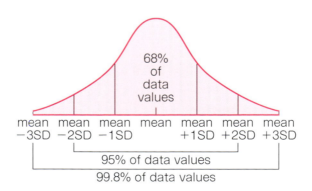

■Skewness（Skewed）

　ベル型ではなく、どちらかに偏った山なりを示すデータです。多くの人は一定のデータを示すものの、一部の人が極端に高いデータを示す場合にこのような形になることが多いです。

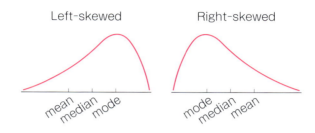

Left-skewed
mean median mode

Right-skewed
mode median mean

　このようにデータが skewness となっている場合は、mean、median、mode が図に示すような場所に位置することになります。

1-4 BMI 30 の俺って太っているのかな？

平均的な Body mass index（BMI）の値が 25 で、SD が 2.4 であるとします。BMI が 26 より大きい人は全体の何%くらいいるのでしょう？

●Z score

　正規分布を示す場合、平均からどれくらいずれているかを見る際に Z スコアというものも使います。

$$Z = \frac{(x - \bar{x})}{s}$$

x：観測値
x̄：母集団の平均値
s：SD

値が平均と同じ場合は Z スコアは 0 になります。

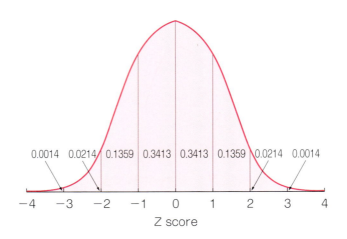

このような関係になっており、Z スコアが +2 より大きいところに位置する場合、全体の 2.28%（0.0214% + 0.0014%）よりも上のところにあると言えます。

それでは平均 BMI 25、SD 2.4 で、BMI 26 より大きい人がどれくらいいるかを考えて見ましょう。

Z = (26 − 25)/2.4 = 0.417

一般的な Z スコアの表がありますので、そちらを参照します。あるいは STATA などのソフトではコンピューターが自動で計算をしてくれます。

Z スコアの表で area in one tail で Z = 0.40 では 0.345 となります。

つまり BMI 26 より大きい人は全体の 34.5%いることになります。

それでは BMI 30 ではどうでしょうか？
同様に計算すると

$$Z = (30 - 25)/2.4 = 2.083$$

となり、Z スコアの表で area in one tail で Z = 2.05 では 0.020 となります。（厳密には Z = 2.08 では 0.019）

このように BMI 30 より大きい人は全体の 2%ということになります。
一般的に「普通」を 95%の人が含まれるところ、とすると、BMI 30 というのは「普通ではない」ということになりますね。

先に示したように、mean±2 SD に 95%の人は含まれるという考え方から検討することもできます。
25±4.8 で 20.2-29.8 となりますので、この範囲から外れている時点で 95%に入っていないと考えることもできます。

1-5 BMI 19 から 26 に入る人は何%でしょうか？

先ほどのように BMI 26 より大きい人は全体の 34.5%いました。

同様に BMI 19 より小さい人の割合を考えます。

$$Z = (19 - 25)/2.4 = -2.5$$

となり、Z スコアの表で area in one tail で Z = -2.50 では

0.006 となります。つまり BMI 19 より小さい人は 0.6％いること
になります。

　BMI 19 から 26 に含まれる人は

$$100 - 0.345 - 0.006 = 65\%$$

　ということになります（統計ソフトで正確な値を入れると若干変
わりますが）。

1-6 標準誤差って何？

　100,000 人の血圧を測定し平均血圧 120、SD 10 という結果で
した。その中からランダムに 16 人を集めてきて、血圧を測定する
と 110 でした。今回、偏った 16 人を選んだことになるのでしょう
か？

　次の項でも述べますが、一般的に統計はすべての対象者を含むこ
とができないので、その集団（population、母集団）の代表者を選び
出し、その結果を元に解析していくことになります。

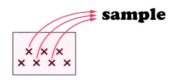

　しかしながらその選び出した代表者たちが必ずしも元の母集団の
いわゆる「典型」を示しているとは限りませんね。偶然にも変な人
たちだけを選んでしまったかもしれません。

　上の例のように、100,000 人から 16 人選ぶと、16 人の平均血圧
は 110 かもしれませんし、別の 16 人を選ぶと 130 かもしれません。

JCOPY 498-10904

もちろん抽出するサンプル数を大きくするとばらつきは小さくなり、母集団の平均に近づいていきますね。しかしながらできる限り小さいサンプルの数でその代表者であることが言えれば、そちらのほうが楽ですね。

100,000 人の平均血圧は 120 とされていますので、その値からどれくらいずれているかを考えないといけませんね。

このとき登場するのが standard error（SEM、標準誤差）です。

簡単に言うと、このサンプルはどれくらい母集団に似ているか、を見るものが SEM です。平均のばらつきを見るもの、と考えることもできます。SD と違うことがわかりますね。

SEM は、

$$SEM = \frac{SD}{\sqrt{n}}$$

という式で表せます。

SD のときと同様に、

Mean ± 2 SEM にサンプルの平均の 95％は含まれることになります。

Mean ± 3 SEM にサンプルの平均の 99.8％は含まれることになります。

たとえば 100,000 人からランダムに取り出した 16 人の平均血圧が 110 であった場合、母集団の平均血圧 120、SD 10 とすると

$$SEM = 10/\sqrt{16} = 10/4 = 2.5$$

となります。

16 人取り出した場合、

平均の 95% は 120 ± (2 × 2.5)、つまり 115 から 125 に含まれる

平均の 99.8% は 120 ± (3 × 2.5)、つまり 112.5 から 127.5 に含まれることになります。

したがって、16 人抽出して平均血圧 110 であったということは、母集団から適切に選ばれた 16 人ではなかったということになりますね。

もしこの 16 人が異なる母集団から選ばれていた場合は、その母集団の平均血圧が 120、SD が 10 とは異なるものであったと考えることもできます。

JCOPY 498-10904

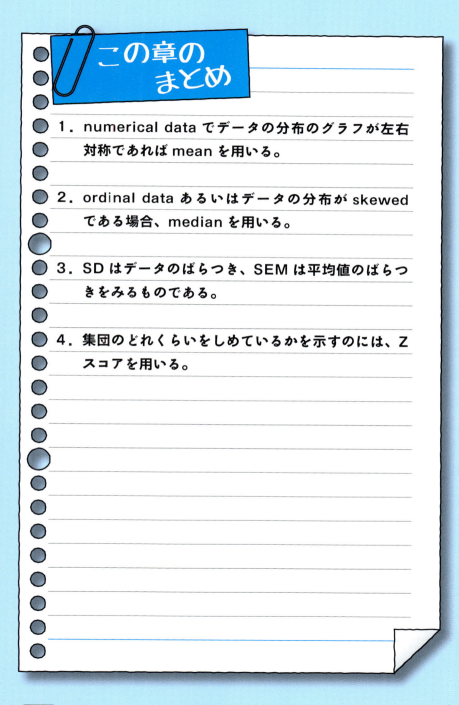

この章の まとめ

1．numerical data でデータの分布のグラフが左右対称であれば mean を用いる。

2．ordinal data あるいはデータの分布が skewed である場合、median を用いる。

3．SD はデータのばらつき、SEM は平均値のばらつきをみるものである。

4．集団のどれくらいをしめているかを示すのには、Z スコアを用いる。

② 限目

統計解析の原理

P 値って何？

この章の目標

1 P value を理解する。

2 Confidence interval を理解する。

3 A 大学の生徒 96 名が国家試験の勉強のレッスンを受け、mean 11 点、SD 3 点で上昇を認めた場合に、一般よりも有意に上がったと言えるかを検討できる。

4 A 大学の 100 名の国家試験の合格率が 94％の場合に、日本の大学全体での合格率 90％よりも有意に高いと言えるかを検討できる。

●よくある例題

　今コインを投げ裏が出るか表が出るかを検討します。

　どちらかが出る可能性は 50％ですね。

　それでは 10 回投げてみました。何回表が出るのでしょうか？ 必ず 5 回になりますか？　そうとはいえないですね。偶然にも表が 4 回で、裏が 6 回かもしれません。この場合、本来 50％だが、今回は偶然表が 4 回出たと考えるでしょう。

そして 100 回、1000 回と投げるうちに表が出る確率は 50% に近づいていくことが想像できると思います。

この考えが probability（確率）であり、当たり前に理解しているようでありながら、臨床統計ではきちんと理解できていない方が多いのです。

それでは統計解析の話に入っていきましょう。

ここでの大原則ですが、**すべての母集団のサンプルを使用しての検討は不可能ですので、基本的にはそれらの集団からの代表者のデータを用い検討していく**ことになります。

したがいまして、2 つのグループの比較を行う際、それらは元々の集団から選択されたサンプルであり、実際の元々の集団においても差があるかを推測、推論すること、これが臨床統計ということになります。1 限目でも述べましたが、すべての母集団を本来は対象とするべきなのです。しかしながら、すべての母集団相手だと、お金も時間もかかりますね。この中から、代表者を選択でき、その中で話ができれば、お金も時間も節約することができます。そしてそれを generalize（一般化）できるかを probability に基づいて推論していくのです。

そのため、より少ない人数で、かつ代表者になるものを母集団から選択する必要があります。

2-1 サンプルの選び方

臨床研究で、ある疾患を有する患者さんを来た順に登録していったとします。これでその疾患を有する患者さんたちの代表と考えることはできるのでしょうか？

サンプルの選び方として、大きくはランダムに選ぶ方法と、非ラ

JCOPY 498-10904

ンダムに選ぶ方法があります。

●ランダムに選ぶ方法

1. population に含まれているすべてのサンプルからランダムに選ぶ方法
2. population をいくつかのグループに分け、それぞれのグループからランダムに選ぶ方法
3. population をいくつかのグループに分け、いずれかのグループを選択する方法です。

●非ランダムに選ぶ方法

1. population のリストの中から、10 番目、20 番目……と○○番目を選んでいく方法
2. population の中から、順番に選んでいく方法（volunteer sampling とも言う）

があります。

　上に述べたような、来た順に選んでいく方法は非ランダムに選ぶ方法の 2 に当たりますが、この選び方が集団の代表者を最も示していない可能性が高くなります。

　サンプルのばらつきを少なくするには、来た順ではなく、その中からさらにランダムに選ぶほうが、bias（バイアス）を小さくすることができます。Bias とは偏りのことです。エントリーするサンプルに偏りがあるようであれば、そこには selection bias があったと考えることができます。

　選び出したサンプルのデータが、selection bias なく母集団のデータを反映している、というにはランダムにサンプルが選ばれていることが重要になります。

実際には、薬の効果を確認するような介入研究などではサンプルのランダム化は難しく、受診した順で、かつ同意が得られたものをエントリーしていく、という方法が最も取られています。

●非ランダム化の問題点

　治療などの介入試験においても非ランダムに治療を割り振りする場合を考えてみましょう。今、外科的手術を受ける群と、それ以外の治療法に割り振りする場合を考えます。手術に耐えることができる体力がないと手術群にならないので、結果的に手術群はある程度健康の対象者、となることがあります。

2-2 偶然かどうかの確認

　ここに2つの村があるとします。人口 10,000 名のA村から選ばれた 50 名のAのグループではピロリ菌の感染率が 60%（30 名）、人口 5,000 名のB村から選ばれた 30 名のBのグループではピロリ菌の感染率が 50%（15 名）であったとします。

　この場合に、この2つのグループだけを見たらAのグループのほうがピロリ菌の感染率が高いことは明らかですね。しかしながら、元々のA村とB村でのピロリ菌の感染率は？　と聞かれたらどうでしょう？

　選択された 50 名のAのグループに**偶然にも**ピロリ菌感染者が多めに含まれていた可能性も否定できない、と考えるかもしれませんね。

　ここで、本当にA村から選択されたAのグループとB村のBグループのピロリ菌の感染率に差がある、といってよいかを検討することになります。

JCOPY 498-10904

つまり、結果が偶然なのか、常に言えるものなのかを考えないといけません。

　大きく 2 つの考え方をこの章では紹介します。
1．Hypothesis testing
2．Effect size estimation（Confidence Interval Approach）

Hypothesis testing

　「2 つのデータには差がない」、と言う null hypothesis を前提に証明する方法で、「差がないと言うことができない」、ということから、差がないとは言えない、つまり差がある、とします。

まず null hypothesis と alternative hypothesis を考えてみます。

具体的には
P1: A 村におけるピロリ菌陽性の割合
P2: B 村におけるピロリ菌陽性の割合

Null hypothesis は A 村と B 村のピロリ菌陽性の割合に差はない
Alternative hypothesis は、A 村と B 村のピロリ菌陽性の割合に差がないとは言えない（よって差がある）。

数学的に言うと、

　　Null hypothesis　　　$P1 = P2$
　　Alternative hypothesis　　　$P1 \neq P2$

となります。

　しかしながら、A 村と B 村のすべてのヒトのピロリ菌の感染について検討することは困難です。この場合、サンプルデータはもとの

母集団の一部から選択されているもの、となります。例えば A 村の中から選び出した A グループのようになります。

　もちろん A 村から選ばれた A グループと、B 村から選ばれた B グループのピロリ菌の陽性率を検討し、A 村の A グループの方が B 村の B グループよりも陽性率が高かった、ということは統計を用いずとも言うことはできます。

　しかしながらわれわれが知りたいことは、A グループと B グループを検討することで、A 村と B 村のピロリ菌感染率に差があるのか、ないのか、を知りたいのです。

　したがって、A 村のどのような人たちを選び出しかによって、A グループにおけるピロリ菌陽性の割合は変わる可能性がありますね。

　例えば人口 10,000 人の A 村の中から 1,000 人選び出した場合、60％というピロリ菌陽性率であったとします。しかしながら別の 1,000 人を選び出すと 50％かもしれませんね。

　このようなことから、1,000 人を選び出す場合、それが集団の代表であること、つまりランダムに選び出された 1,000 人であることが必要です。

　このようにしてサンプリングエラーの可能性を考えるために、我々は「Statistics（統計）」を利用するのです。

　つまり Statistics とは

選ばれた一部の人たちのデータを用い、元々の集団に差があったのか、なかったかを推測する方法、

　とも言うことができます。

JCOPY 498-10904

●P value とは？

　統計を行う上で避けて通れないものの一つに P value（P 値）というものがあります。P value の P は probability の P です。

　P が 0.05 より小さければ 2 つのグループには統計学的に有意に差があり、0.05 より大きければ有意な差がない、と言うように考えている方が多いのではないでしょうか？

　厳密に言うと、P value とは、

「null hypothesis（差がない）ということが本当の場合に、差がないとなる確率」

となります。

　逆の言い方をすると、1-P が、**「null hypothesis（差がない）ということが本当の場合に、偶然にも差があるとなる確率」**となります。つまり、2 つの母集団グループにピロリ菌感染率に本当に差がない場合に、偶然に差がある、としてしまう可能性です。

　P＝0.97 だとすると、

　本当は 2 つの母集団グループにピロリ菌感染率に差がないのに、何人かを選び出して検討すると、100 回に 3 回は選び出した 2 つのグループの間に差がある、とみなしてしまう、ことになります。

　97 回は差がない、という結果になるので、まあ 2 つの母集団には差はないのだろう、となります。

　もっと理解しやすい言い方をすると、差がないという前提を証明しようとした際に、97％はそれがもっともらしい。という感じです。

●P＝0.05 のルール

　一般的な統計のルールとして、P value が 0.05 より小さい場合に null hypothesis を reject（棄却）することができます。しかしな

がら 5 ％の確率で間違っている、ということにもなりますので、最近は P value の実際の値が重視され、実際の値を記載することの方が多いです。

●type Ⅰ エラー（αエラー）

差がない、ということを reject する、このことは alternative hypothesis を accept（受け入れる）ことになり、

P1 と P2 は等しくはない、という結論になります。

しかしながら P value ＝0.05 であるということは、100 回に 5 回は、本当は差がないものを差がある、としてしまうことになります。このことを type Ⅰ エラーあるいは α エラーと呼びます。Null hypothesis が正しいのに、それを reject してしまい、alternative hypothesis が正しいと勘違いしてしまうことです。

つまり、母集団からサンプルを選ぶ際に、代表者ではないものを選び出した場合に、2 つのグループには差があったことから、2 つの母集団にも差がある、と勘違いしてしまうことを含みます。

統計学的な差が認められた場合は、以下のような状態を考える必要があります。

1．本当に 2 つの母集団に差がある場合
2．サンプルの選び方で、偏ったサンプルを選んでしまった場合（つまり母集団の代表者たちではないものたちを選んだ場合）
3．元々 2 つの母集団がかなり異なる集団の場合
4．2 つのグループで評価方法が異なっており、差がある、となってしまう場合

です。

●type Ⅱ エラー（βエラー）

ある 2 つの袋に 100 個のボールが入っています。そこにはグレーと赤の玉が含まれていますが、それぞれがどれくらいの割合かは不明です。今あなたはこの中のいくつかを取り出すことで、それぞれの袋にどれくらいの割合で赤が含まれているかを推測しようとしています。

まず A の袋から 10 個取り出してみました。すると、赤が 4 個含まれていました。

次に B の袋から 10 個取り出してみました。すると赤が 6 個含まれていました。

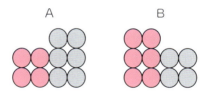

このことから、A の袋からは 40％、B の袋からは 60％の赤のボールが出てきたことになります。この時点で B の袋の方が赤のボールが多く含まれていると言うことはできますか？

10 個しか取り出していないので、偶然じゃないの？　と思うかもしれませんね。実際これを統計解析で検討すると、P＝0.42 となり、A の袋と B の袋に入っている赤のボールの割合に差がない、という null hypothesis を reject できませんので、統計学的な差はないと言うことになります。

それでは次は A の袋から 60 個取り出してみました。すると、赤が 24 個含まれていました。

次に B の袋から 60 個取り出してみました。すると赤が 36 個含まれていました。

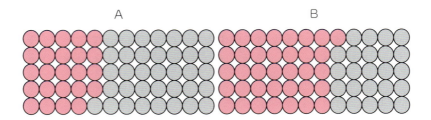

このことも、A の袋からは 40％、B の袋からは 60％の赤のボールが出てきたことになります。この時点で B の袋の方が赤のボールが多く含まれていると言うことはできますか？

統計解析で検討すると、P＝0.04 となり、A の袋と B の袋に入っている赤のボールの割合に差がない、という null hypothesis を reject できます。つまり A 袋と B 袋の中の赤のボールの割合には差がある、と言うことになります。

では、実際に袋を開けてみました。
すると A の袋には赤のボールが 60 個、B の袋には赤のボールが 40 個含まれていました。

A　　　　　　　　　　B

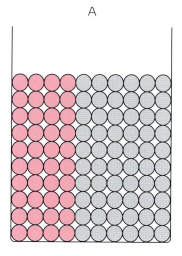
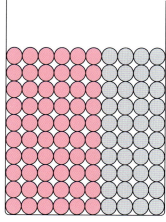

　よって、60 個取り出して検討したときの方が正解、ということに
なります。10 個しか取り出していない場合も同じ割合を示してい
ましたが、差がある、と言うには至らなかった、と言うことになり
ます。

　このように本当は差があるのに、差があるとは言えない状態を
type Ⅱ エラー、あるいは β エラーと言います。

　つまり type Ⅱ エラー、β エラーとは
本来 2 つの母集団に差がある場合に、
1．選び出したサンプルが母集団の代表ではなく、差があると言え
　　なかった
2．選び出したサンプル数が少なく、差があると言うに至らなかっ
　　た
と言うことになります。

　したがって、母集団からサンプルを選び出す際、この β エラーを
なくすようにしないといけません。

このことを Statistical power（統計学的パワー）といい、1-β
で表せます。Null hypothesis が真に間違っている場合に、null
hypothesis を reject できる確率を示しています。

　αエラーが 0.05 が一般的であるのに対し、βエラーは 0.10-
0.20 で設定され、統計学的パワーは 80-90％が最も多く使用され
ます。

　よりわかりやすくいうと、αエラーは無実の人を間違って有罪と
してしまう確率、βエラーは有罪の人を間違って無罪としてしまう
確率です。一般には有罪と確定するまでは被告人は無罪と考えられ
ますから、αエラーを防ぐようにしないといけません。つまり
0.05 と設定するところを 0.01 と設定することで、null hypothe-
sis を容易に reject できないようにしておくことが間違った結果を
生まないようにするためには重要です。

　それではこのβエラーを小さくし、統計学的パワーを大きくする
にはどのようにすればよいのでしょうか？

　まず sample size を大きくすることです。

　しかしながら sample size を大きくすることができない場合もあ
ると思います。

　そのような場合は、variability を小さくすることです。

　つまり、A 群と B 群の発症率を比較検討する場合、それぞれの群
の発症率が大きい方がβが小さくなります。

　Variable が continuous variable のものでは、SD が小さい方がβ
が小さくなります。

　また、2 つのグループの違いが大きい場合もβが小さくなります。

　あるいはαエラーを大きく設定することでβが小さくなります。

　ここで大事なことは、P value は観察された効果の大きさを示し
てはいない、と言うことです。つまり、P value が小さいからと言っ

て、イコールすごく関係がある、とは言えない。

例を見てみましょう。

今 40,000 名の患者さんを治療 A 群 20,000 名と治療 B 群 20,000 名に割り当て、死亡率を検しました。

死亡率は治療 A 群で 7.6%、治療 B 群で 6.6% であり、P＝0.0001 で統計学的有意に治療 B 群で死亡率が低いという結果を得ました。

このことから治療には治療 B を使用したほうがよいのでしょうか？

ここで Absolute risk reduction（ARR; 絶対リスク差）という数字が出てきます。ARR は 7.6－6.6＝1% となります。

次に、Number need to treat（NNT）といって、どれくらいの患者さんを治療したときに 1 名が恩恵を受けるか、という指標があります。計算式では 1/ARR で示され、上の例では、1/0.01＝100 となり、100 名治療すると 1 名の死亡を防ぐことができることになります。100 名で 1 名を救える、と言うのはどのように解釈すればよいでしょうね。

治療 B のほうが治療に関係するコストがかかる場合、本当に治療 B を使用すべきなのでしょうか？

次の例で見てみましょう。

	治療 A	治療 B
値段	高価	安価
副作用	多い	少ない
死亡率		
治療群	40%（200/500）	40%（120/300）
コントロール群	33%（165/500）	33%（99/300）
P value	0.02	0.07

　治療 A では、コントロール群と比較し、統計学的に有意（P = 0.02）に死亡率を下げることが示されています。しかしながら治療 A は非常に高額で、副作用も多いです。

　一方、治療 B では統計学的有意差は認められませんでした（P = 0.07）。しかしながら、安価であり、副作用もあまりありません。
　このような場合、我々はどちらの治療を選択するのでしょうか？

　何度も申し上げますが、P value は効果の強さのみを示すものではありません。もちろん効果の違いが大きい場合は P value は小さくなります。しかしながら、continuous variable で、SD が小さい 2 グループを比較する場合も、その差が小さいにもかかわらず P value は小さくなります。
　そして sample size が大きくなれば P value は小さくなるのです。

　すなわち、p = 0.055 であったから有意差がなく効果に差がない、と言うことや、P = 0.045 だから統計学的有意差があり効果に差がある、と結論付けることはできないと言うことです。

　結局コンピューターの解析ソフトは P value を出してはくれます

JCOPY 498-10904

が、それが本当に臨床的に意味があるかどうかまではコンピュータにはわからないということです。Stone らは、「P value is not alternative for brain（P value は脳の代わりにはならない）」、という言葉を使用しています（Stone GW, Pocock SJ. Randomized trials, statistics, and clinical inference. J Am Coll Cardiol. 2010; 55（5）: 428-31）。さらに P value の意義に興味がある方は、2014 年に Nature に発表された論文も面白いので参考にされて下さい（Nuzzo R. Scientific method: statistical errors. Nature. 2014; 506（7487）: 150-2.）。

Effect size estimation（Confidence Interval Approach）

Confidence Interval approach に入る前に、odds ratio（オッズ比）と relative risk（相対リスク）について述べたいと思います。

Cohort study では relative risk、あるいは risk difference、case-control study では odds ratio で effect size は表現されますが、その値自体を point estimate、その信頼区間を 95% confidence interval で表現します。

まず、case-control study からです。例えば、今胃癌の患者さんを 100 名、胃癌ではない患者さんを 100 名集めてきました。ピロリ菌の感染率が胃癌群では 80%、非胃癌群では 40% であったとします。

	胃癌	非胃癌
ピロリ菌陽性	80	40
ピロリ菌陰性	20	60
	100	100

この場合、odds ratio は

$$\frac{80 \times 60}{20 \times 40}$$

$$= 6$$

となり、ピロリ菌感染群では6倍のリスクを持っていることになります。

次にcohort studyで用いるrelative riskです。

	Disease	No Disease	Total
Treated/Exposed	a	b	a + b
Control Group	c	d	c + d

$$RR = \frac{a/(a+b)}{c/(c+d)}$$

危険因子を持たない群に対して、持つ群では病気の発症が高くなるとします。この場合の危険因子を持たない群に対する持つ群のリスクの比がrelative riskです。Aと言う病気になる確率が、タバコを吸わない群では10%のときに、タバコを吸う群では20%になるとすると、relative riskは2となります。

しかしながらこのrelative risk 2という値はあくまで今回の研究における結果であり、偶然2であった可能性がありますね。

そこでどれくらいのばらつきがあるかをconfidence interval (CI) というもので表現するのです。

基本的にはHypothesis testingと理論的には同じアプローチをとります。

覚えていてほしいことは、relative risk や odds ratio の 95% CI が 1 をまたぐ場合は、P value は 0.05 より大きいこと、99% CI が 1 をまたぐ場合は、P value は 0.01 より大きいことです。

　例を見てみましょう。

	治療 A	治療 B
値段	高価	安価
副作用	多い	少ない
死亡率		
治療群	40%（200/500）	40%（120/300）
コントロール群	33%（165/500）	33%（99/300）
P value	0.02	0.07

　どちらも治療群で死亡率は 40％であり、コントロール群の 33％よりも低い値を示しました。

　統計学的解析では治療 A では P＝0.02、治療 B では P＝0.07 であり、治療 A は有意差をもってコントロール群を比較し効果があることになります。

　しかしながら治療 A のほうは有意差をもって効果があったので、治療 B より効果が強かったとは言えませんね。どちらも死亡率は 33％でコントロール群との差も全く同じです。

　具体的な 95% CI の求め方は、4 限目で示しますが、relative risk と 95% CI を求めてみると、

治療 A では、

$$RR = \frac{165/500}{200/500} = \frac{0.33}{0.40} = 0.82$$

$$95\% \ CI = 0.70 - 0.97$$

治療 B では、

$$RR = \frac{99/300}{120/300} = \frac{0.33}{0.40} = 0.82$$

$$95\% \ CI = 0.67 - 1.02$$

となります。

　relative risk と 95% CI を求めてみると、relative risk はどちらも 0.82 で効果は等しく、一方 95% CI は治療 A では 0.70 − 0.97 で 1 をまたいでいませんので、有意に効果があったことがわかります。 治療 B では 95% CI は 0.67 − 1.02 で 1 をまたいでいますので有意には効果がなかったと言うことになります。

　このように Confidence interval を用いた検討法では、effect size（ここでは治療効果の強さ）の情報が手に入り、かつその effect size の正確さの情報も見てわかります。

　つまり、統計学的に有意差があったかどうかよりも、効果の強さを見やすくなるのです。

2-3 Testing Hypotheses about a Single Group

　さあ、それでは、観察された結果が有意に異なるのかどうかを検討する方法を学んでいきましょう。

すなわち、母集団のデータがある場合に、自分の研究で得られた結果が母集団と異なっているのかどうかを検討する方法です。

　まずは得られたサンプルは母集団の平均的なものであったかどうかを見てみましょう。今回は母集団の SD が不明な場合です。

> 国家試験の勉強ために、あるレッスンを受けると、全体としては前回の模試よりも 10 点点数が上がるとします。今回 A 大学の生徒 96 名がこのレッスンを受け、mean 11 点、SD 3 点で上昇を認めました。この A 大学の生徒の上昇の程度は、全体の上昇の度合いよりも大きいと言えるのでしょうか？

　これを P value を使用する Hypothesis testing と、95% CI を使用する confidence interval approach で見ていきましょう。

Hypothesis testing からのアプローチです。

　Null hypothesis は 96 名の点数の上昇の mean が 10 である
　Alternative hypothesis は 96 名の点数の上昇の mean は 10 ではない
ということになります。

　Student t test という言葉を聞いたことがある方は多いと思います。元々は William Gosset が、normal distribution から得られた sample について、その mean は母集団の SD がわかっている場合は normal distribution を示す、これを t 分布とする、としたことに始まります。規定により本名を使用できなかったことから、偽名として Student という名前を使って、Student t test と言うようになったようです。

t 分布は standard normal distribution のように左右対称のベル型を示しますが、sample size（いわゆる degree of freedom（df）（自由度））で形が少しずつ変わります。

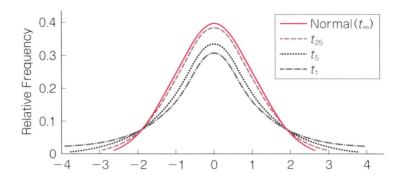

t 値について、公式では

$$t = \frac{\bar{X} - \mu}{SD/\sqrt{n}}$$

と表せます。df と公式の右側の計算から P 値のように求める方法がありますが、実際は解析ソフトを使用して計算することが多いと思いますので、詳細はここでは示しませんが、この概念だけわかっていればよいと思います。

t のことを confidence coefficient といい、confidence（信頼）のレベルを示します。これは 90%、95%、99% という感じで表現され、一般的には 95% を用います。例えば df＝10 で 95% の場合、t＝2.228 となります。この t 値から P value を求めることができるのですが、実際は解析ソフトで求めることになりますので、詳細は割愛します。

一方、Confidence interval approach では以下の公式を使用します。

$$95\% \ CI = \bar{X} \pm t \frac{SD}{\sqrt{n}}$$

さあ、では先ほどの例題を検討してみましょう。

STATA 解析ソフトの Statistics で、

> Statistics＞Summaries, tables, and tests＞Classical test of hypothesis＞t-test calculator ＞One sample

の順に開いていきます。

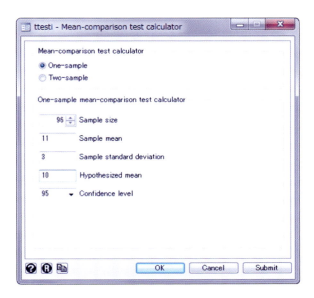

Sample size を 96、Sample mean を 11、Sample standard deviation を 3、Hypothesized mean を 10、Confidence level を 95 に設定します。

その結果が以下のように示されます。

```
One-sample t test

                Obs      Mean    Std. Err.   Std. Dev.   [95% Conf. Interval]

        x        96        11    .3061862           3    10.39214    11.60786

    mean = mean(x)                                              t =    3.2660
Ho: mean = 10                                degrees of freedom =        95

    Ha: mean < 10              Ha: mean != 10                Ha: mean > 10
 Pr(T < t) = 0.9992       Pr(|T| > |t|) = 0.0015          Pr(T > t) = 0.0008
```

一番下の Pr($|T| > |t|$) = 0.0015 が P value からの検討の結果になります。すなわち P = 0.0015 となり、0.05 より小さいので null hypothesis（96名の点数の上昇の mean が 10 である）は reject され、96名の点数の上昇の mean は 10 ではない、となります。すなわち今回の例では 10 よりも有意に高く上昇したことになります。

95% Confidence interval approach では、95% Conf. Interval というところを見ます。

```
One-sample t test

                Obs      Mean    Std. Err.   Std. Dev.   [95% Conf. Interval]

        x        96        11    .3061862           3    10.39214    11.60786

    mean = mean(x)                                              t =    3.2660
Ho: mean = 10                                degrees of freedom =        95

    Ha: mean < 10              Ha: mean != 10                Ha: mean > 10
 Pr(T < t) = 0.9992       Pr(|T| > |t|) = 0.0015          Pr(T > t) = 0.0008
```

ここを見ると、10.39 − 11.60 が 95% CI になることがわかります。したがって 10 はこの範囲に含まれていませんので、有意に高い、と言うことができます。

ところで、第1章ではデータの 95% は mean ± 2 SD に含まれるとあったので、少し混乱する方もいるかもしれません。

ここで示している 95% CI は、96名の点数の上昇の mean が

mean＝11、SD＝3であったという事実が、母集団において一体どれくらい確かそうであるか、と言うことです。母集団から96名選ぶ際に、その平均の95％は95％ CIの中に入る、と言うことができます。

　言い換えると、95％ CIでのt値はsample sizeが大きいと1.96となりますが、n＝30～60ではだいたい2となります。

　上の公式の

$$\frac{SD}{\sqrt{n}}$$

の部分に第1章で習ったようにSEMですので、

$$95\% \ CI = \bar{X} \pm 2 \times SEM$$

となります。つまり第1章で説明したように平均の95％はこの区間に入るということができるのです。

　また、重要なこととして、single groupを対象とした場合に、t testを利用できるassumption（前提）があります。

1．サンプルは母集団からランダムに選び出されたものであること
2．populationがnormal distributionを示すこと

　それでは、non-normal distributionの母集団からサンプルが選び出された際はどうすればよいのでしょうか。それについては別の章にnonparametric testについて説明しております。

　しかしながら、一般的には、ランダムに30サンプル以上を選び出した際は、そのmeanはnormal distributionとなる、と考えられており、これをCentral Limit Theoremといいます。つまり30サンプル以上ある場合はt testを使用することにあまり心配はしな

くてもよいということです。

　次に割合について、母集団と比較して差があるかどうかを検討してみましょう。

> A大学の100名の国家試験の合格率は94％でした。
> 日本の大学全体では合格率90％であったとします。
> A大学の合格率は全国レベルよりも高い、と言えるのでしょうか？

Test hypothesis では、
　Null hypothesis
　H_0 ＝合格率が90％である
　H_1 ＝合格率は90％より高い
　$\alpha = 0.05$
　で検討することになります。

　confidence interval approach では以下の公式で検討します。

$$95\% \text{ C.I.} : [\hat{p} - 1.96\sqrt{p(1-p)/n}, \ \hat{p} + 1.96\sqrt{p(1-p)/n}]$$

　それでは、STATA での解析を行ってみましょう。

> STATA Statistics＞Summaries, tables, and tests＞Classical test of hypothesis＞Proportion test calculator

と広げていきます。

JCOPY 498-10904

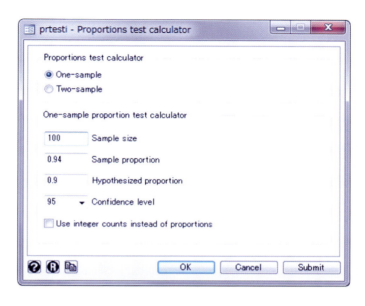

Sample size を 100、Sample proportion を 0.94、Hypothesized proportion を 0.9 とします。

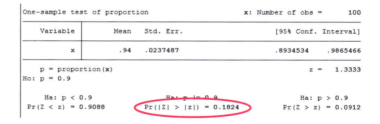

Pr〈|Z| > |z|〉= 0.1824 となっておりますので、P = 0.18 となり、null hypothesis は reject できず、合格率は 90％である、となります。

Confidence interval approach では、

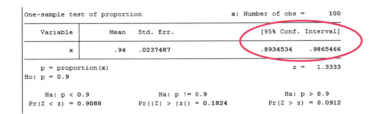

```
One-sample test of proportion                  x: Number of obs =      100

   Variable  |     Mean    Std. Err.           [95% Conf. Interval]
          x  |      .94    .0237487            .8934534    .9865466

   p = proportion(x)                                       z =   1.3333
Ho: p = 0.9

     Ha: p < 0.9              Ha: p != 0.9              Ha: p > 0.9
 Pr(Z < z) = 0.9088    Pr(|Z| > |z|) = 0.1824      Pr(Z > z) = 0.0912
```

95% CI＝0.89－0.98 となり、90％である 0.90 を含みますので、やはり 90％である、という結論になります。

それでは、300 名の合格率が 94％であった場合はどうでしょうか？

```
One-sample test of proportion                  x: Number of obs =      300

   Variable  |     Mean    Std. Err.           [95% Conf. Interval]
          x  |      .94    .0137113            .9131263    .9668737

   p = proportion(x)                                       z =   2.3094
Ho: p = 0.9

     Ha: p < 0.9              Ha: p != 0.9              Ha: p > 0.9
 Pr(Z < z) = 0.9895    Pr(|Z| > |z|) = 0.0209      Pr(Z > z) = 0.0105
```

P＝0.0209 となり null hypothesis を reject できますので、alternative hypothesis の合格率は 90％ではない、つまり 90％より有意に高いという結果を得ました。このことは 300 名の合格率が 94％であったが、合格率が 90％である、いうことが 2％の確率で言えるということになります。2％しか言えないので、98％の確率で合格率は 90％ではなかったと言うことになります。

95% CI でも 0.91－0.96 であり、0.90 を含んでいませんので、合格率は 90％より高い、と言う結果になります。

JCOPY 498-10904

このように割合について検討する場合を Z approximation といいますが、これを使用する場合も assumption（前提）があります。

１．確率 p の数と 1-p の数がいずれも 5 より大きいことです。
　すなわち 100 名で合格率 94％の場合、合格が 94 名、不合格が 6 名となりどちらの群も 5 名より多いので、今回の検討は行えることになります。

　どちらかの群が 5 名以下になる場合を考えて見ましょう。
　例えば、50 名の合格率が 94％の場合はどうでしょうか？　合格者 47 名、不合格者 3 名になりますね。このような場合は偶然の可能性、すなわち、1 名合格するだけで合格率がぐっと上がりますので、Exact test という検討を使用します。

　STATA では、

> **Statistics＞Summaries, tables, and tests＞Classical tests of hypotheses＞Binomial probability test calculator**

というふうに解析します。

統計解析の原理

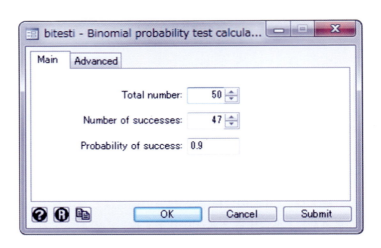

Total number に 50、Number of successes に 47、Probability of success に 0.9 を入力します。

```
. bitesti 50 47 0.9

         N    Observed k   Expected k   Assumed p   Observed p

        50           47           45     0.90000     0.94000

  Pr(k >= 47)                 = 0.250294  (one-sided test)
  Pr(k <= 47)                 = 0.888271  (one-sided test)
  Pr(k <= 43 or k >= 47) = 0.480067  (two-sided test)
```

Two-sided test でも P = 0.48 ですので、null hypothesis は reject できず、合格率は 90％であったということになります（合格率が 90％と異なるとは言えないということ）。

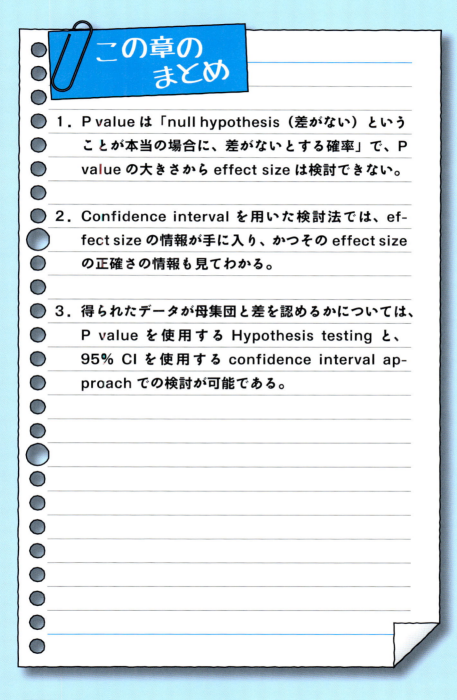

この章の まとめ

1. P value は「null hypothesis（差がない）ということが本当の場合に、差がないとする確率」で、P value の大きさから effect size は検討できない。

2. Confidence interval を用いた検討法では、effect size の情報が手に入り、かつその effect size の正確さの情報も見てわかる。

3. 得られたデータが母集団と差を認めるかについては、P value を使用する Hypothesis testing と、95% CI を使用する confidence interval approach での検討が可能である。

CHAPTER 03

③ 限目

連続データの比較

A 群と B 群の平均値に差があるのか？

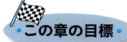

・この章の目標・

❶ 肺塞栓の患者群と非肺塞栓の患者群の SpO_2 に差があるかを検定できる。

❷ 降圧剤によって血圧が下がるかどうかを検定できる。

❸ 4 群間の mean に差があるかどうかを検定できる。

　さあ、それではよく統計で用いられる検定について入っていきましょう。

　まず用いられる検定として t test（student t test）があります。これは continuous variable の mean を 2 群間で比較するものです。

3-1 Unpaired t test

　たとえば、A 大学の試験の平均点と、B 大学の試験の平均点を比較するような場合です。

　ここで A 大学の試験の平均点を μ_1 とし、B 大学の試験の平均点

を μ_2 とします。

　これらは independent（A 大学と B 大学の生徒は一致していないし）と考えられます。このような場合を unpaired とも言います。

　Null hypothesis（H_0）は、H_0：$\mu_1 = \mu_2$
　Alternative hypothesis は、H_1：$\mu_1 \neq \mu_2$

となります。このように同じであるか、異なるのか、を検討する場合は two sided hypothesis と言います。

　あるいは、明らかにどちらかが大きいことがわかっている場合は、one sided hypothesis と言い、

$$H_0：\mu_1 \geq \mu_2$$
$$H1：\mu_1 < \mu_2$$

あるいは、

$$H_0：\mu_1 \leq \mu_2$$
$$H1：\mu_1 > \mu_2$$

のような仮説を立てることもあります。

　t test もほとんど解析ソフトで行うことが多いでしょうから、細かい式は覚える必要はないのですが、念のため記載すると、

$$t = \frac{(\bar{X}_1 - \bar{X}_2)}{\sqrt{\dfrac{(n_1 - 1)SD_1{}^2 + (n_2 - 1)SD_2{}^2}{(n_1 + n_2 - 2)} \times \left(\dfrac{1}{n_1} + \dfrac{1}{n_2}\right)}}$$

t 値を求めるための df については、

$$df = (n_1 + n_2 - 2)$$

という式で表され、左側の t 値と右側の直接数値を入れていった値

JCOPY 498-10904

を比較し、t 値のほうが右の公式に入れた値よりも大きい場合は、統計学的な有意差あり、としているのです。

ここで覚えていてほしいことは、t test において、

Two sided hypothesis では P<0.05 で有意差あり

One sided hypothesis でも P<0.05 で有意差あり

となります。One sided による検定で P<0.05 と認定すると基準が甘くなりますので、Two sided による検定を行う方が一般的です。

それでは例を見ていきましょう。

肺塞栓を疑う患者では SpO_2 が低下しているのでは、という仮説のもと研究を行いました。最終的に肺塞栓を認めた患者 176 名、肺塞栓を認めなかった患者 714 名の SpO_2 は以下のようになりました。

	N	mean SpO₂	SD
肺塞栓あり	176	93.4%	5.99
肺塞栓なし	714	95.9%	3.92

Null hypothesis は肺塞栓患者の SpO_2 と非肺塞栓患者の SpO_2 に差はない

Alternative hypothesis は肺塞栓患者の SpO_2 と非肺塞栓患者の SpO_2 は等しくはない

となります。

STATA の dataset に以下のように入力されているとします。

全部で 900 名の患者リストが入っており、PE という variable に、肺塞栓があれば 1、ない場合は 0 と入力されており、SpO_2 の variable にそれぞれの SpO_2 の値が入っています。

STATA 解析ソフトの Statistics で、

> Statistics＞Summaries, tables, and tests＞Classical tests of hypotheses＞t test（mean-comparison test）

の順に開いていきます。

JCOPY 498-10904

そうすると以下のような画面になります。

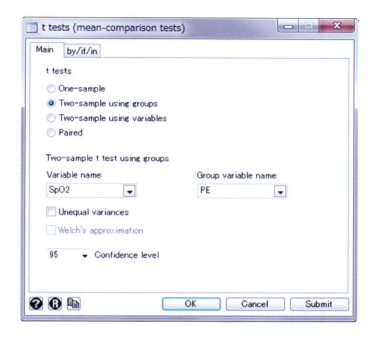

t tests のところは Two-sample using groups を選択します。
そうすると下に Two-sample t test using groups という枠の中に
Variable name、Group variable name と出てきますので、Variable
name のほうで SpO_2、Group variable name に PE を選択します。

その結果が以下のように示されます。

```
Two-sample t test with equal variances

   Group       Obs        Mean    Std. Err.   Std. Dev.   [95% Conf. Interval]

       0        714    95.86555    .1465472    3.915856    95.57783    96.15326
       1        176     93.4375    .4518114    5.993955     92.5458     94.3292

combined        890    95.38539     .151052    4.506315    95.08893    95.68185

    diff                2.428046    .3705994                1.700693    3.155399

    diff = mean(0) - mean(1)                                    t =    6.5517
Ho: diff = 0                                  degrees of freedom =       888

    Ha: diff < 0              Ha: diff != 0              Ha: diff > 0
 Pr(T < t) = 1.0000      Pr(|T| > |t|) = 0.0000      Pr(T > t) = 0.0000
```

簡単に言うと、一番下に

$$\Pr(|T| > |t|) = 0.0000$$

と出てきますので、null hypothesis は reject され、Alternative hypothesis を accept することになりますので、肺塞栓患者の SpO_2 は非肺塞栓患者の SpO_2 よりも有意に低い、ということが言えます。

Confidence interval approach からも検討することが可能です。

2 つの平均の差の confidence interval は、

$$(\mu_2 - \mu_1) \pm t_{(0.05, 2, df)} SD_p \sqrt{\frac{1}{n_1} + \frac{1}{n_2}}$$

で表され、SD_p のところは、

$$SD_p = \sqrt{\frac{(n_1-1)SD_1{}^2 + (n_2-1)SD_2{}^2}{(n_1+n_2-2)}}$$

t 値を求めるための df については、

$$df = (n_1+n_2-2)$$

という式で表されます。

　STATA 解析ソフトの Statistics で、先ほど得られた結果の中で、赤枠のところ

```
Two-sample t test with equal variances

  Group       Obs        Mean    Std. Err.    Std. Dev.   [95% Conf. Interval]

      0       714    95.86555    .1465472     3.915856     95.57783    96.15326
      1       176     93.4375    .4518114     5.993955      92.5458     94.3292

combined      890    95.38539     .151052     4.506315     95.08893    95.68185

   diff                2.428046   .3705994                  1.700693    3.155399

    diff = mean(0) - mean(1)                                    t =    6.5517
Ho: diff = 0                                degrees of freedom =      888

    Ha: diff < 0              Ha: diff != 0                Ha: diff > 0
Pr(T < t) = 1.0000     Pr(|T| > |t|) = 0.0000        Pr(T > t) = 0.0000
```

を見ますと、2 つのグループの平均値の差は 2.42、95％ CI は 1.70 − 3.15 となっています。

　つまり、mean の差は 1.70 から 3.15 の間におおむね入ることがわかります。0 を含んでいませんので、2 つの群には有意に差があるということができるのです。

　もう一つの簡単に計算する方法として、それぞれの群の mean の 95％ CI を求めて比較する方法もあります。

　1 限目で 95％ CI の計算式（95％ CI ＝ X̄ ± 2 × SEM）は記載して

いますが、STATA の結果からも見てわかるように、

```
Two-sample t test with equal variances

  Group │      Obs        Mean    Std. Err.    Std. Dev.   [95% Conf. Interval]
────────┼──────────────────────────────────────────────────────────────────────
      0 │      714    95.86555    .1465472    3.915856     95.57783    96.15326
      1 │      176     93.4375    .4518114    5.993955      92.5458     94.3292
────────┼──────────────────────────────────────────────────────────────────────
combined │     890    95.38539     .151052    4.506315     95.08893    95.68185
────────┼──────────────────────────────────────────────────────────────────────
   diff │              2.428046    .3705994                 1.700693    3.155399

    diff = mean(0) - mean(1)                                  t =   6.5517
Ho: diff = 0                                degrees of freedom =       888

   Ha: diff < 0                  Ha: diff != 0                   Ha: diff > 0
Pr(T < t) = 1.0000       Pr(|T| > |t|) = 0.0000           Pr(T > t) = 0.0000
```

肺塞栓群では SpO$_2$ の 95% CI = 92.54 − 94.32
非肺塞栓群では SpO$_2$ の 95% CI = 95.57 − 96.15

となっており、**両群の平均値の 95% CI が重なる範囲がありません。**

　このような場合も P 値で見ると <0.05 となっていることと同じ
ですので、統計学的に有意差があるということができるのです。
　ここで、2 限目の「single group を対象とする研究で t test を利
用できる assumption」のところでも記載しましたが、two group の
場合も assumption があります。

●Unpaired t test の assumption

1. それぞれの群に含まれるサンプルは independent であること
   （つまり同じ患者さんが含まれていない）
2. population のデータが normal distribution を示すこと
   　しかしながら sample size がある程度大きい場合や sample
   size が 2 群で同じである場合は、P value には大きな影響はあり
   ません。

3．variance（要は SD）や sample size がある程度近似していること

　それでは、2 群それぞれのデータが normal distribution であるか
はどのように確認すればよいのでしょうか？

　以下のようにデータが入力されています。

	Group	Score
1	1	41
2	1	71
3	1	16
4	1	33
5	1	0
6	1	41
7	1	29
8	1	0
9	1	47
10	1	56
11	1	21
12	1	3
13	1	100
14	1	2
15	1	31
16	1	0
17	1	71
18	1	36
19	1	46
20	1	67
21	1	7

　データの descriptive statistics が以下のようになりました。

	n	mean score	SD
Group 1	39	43.4	29
Group 2	41	39.1	28.5

　まずは histogram を作成し、眼で見て山なりかどうかを確認します。

STATA

Graphics＞Histogram

　Main の Variable のところに変数（ここでは Score）を選択し、Y axis は Frequency とします。

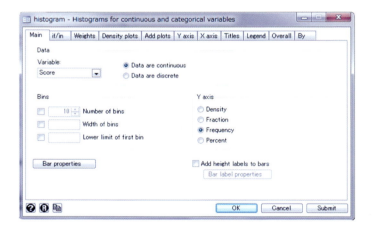

　次に上の Main、if/in など並んでいるところの「By」を選択し、Draw subgraphs for unique values of variables をチェックし、その下の Variable にどのようなグループで分けるかを選択します。ここでは「Group」を選択しています。

JCOPY 498-10904

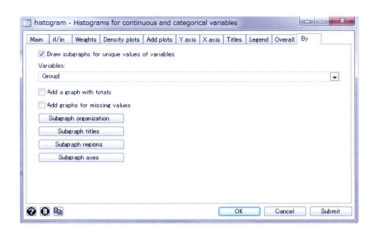

次に OK をクリックすると以下のような histogram が完成です。

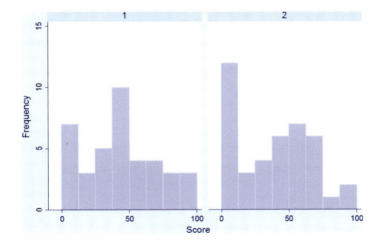

2 つのサンプルグループの histogram では、グループ 2 のほうが
Score の低い人が多く、山なりではないことがわかります。

Box plot で検討することも可能です。

STATA

Graphics＞Box plot

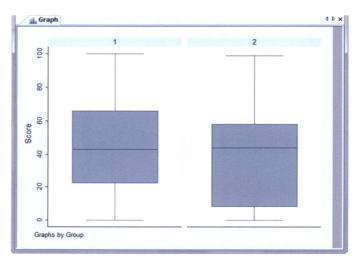

次にこれを統計学的に検討します。

STATA

Statistics＞Summaries, tables, and tests＞Distributional plots and tests＞Shapiro-Wilk normality test

```
-> Group = 1

                Shapiro-Wilk W test for normal data

    Variable    Obs      W          V          z        Prob>z

       Score     39    0.97152    1.104      0.208     0.41749

-> Group = 2

                Shapiro-Wilk W test for normal data

    Variable    Obs      W          V          z        Prob>z

       Score     41    0.93444    2.641      2.047     0.02032
```

このような結果を得ました。

　Group 1 では Prob>z は 0. 4174 となっており、これは Group 1 のデータは normal distribution していることを示します。

　一方、Group 2 では Prob>z は 0. 020 であり、Group 2 のデータは normal distribution していないことを意味しています。

　次に variance が等しいかについての検討です。

STATA

> Statistics＞Summaries, tables, and tests＞Classical tests of hypotheses＞Variance-comparison test

```
Variance ratio test

  Group        Obs        Mean     Std. Err.    Std. Dev.   [95% Conf. Interval]

      1         39    43.48718     4.653713     29.06243     34.06623     52.90813
      2         41    39.12195     4.464111     28.58426     30.09965     48.14426

combined        80       41.25     3.210914     28.71929     34.85884     47.64116

    ratio = sd(1) / sd(2)                                        f =    1.0337
Ho: ratio = 1                                  degrees of freedom =     38, 40

    Ha: ratio < 1                Ha: ratio != 1                     Ha: ratio > 1
  Pr(F < f) = 0.5421       2*Pr(F > f) = 0.9158              Pr(F > f) = 0.4579
```

となり、P＝0.915 で両群には variance の差がないことになります。

Variance に差がある場合は、Welch test で判定します。先ほどの t test の画面で、以下のようにチェックを入れておきます。

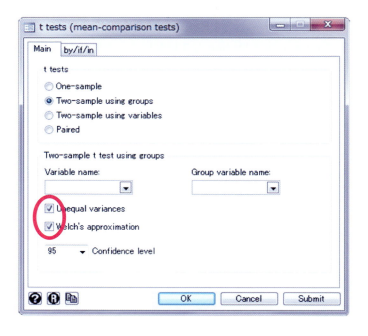

SPSS の場合は、t test を行った際、等分散を仮定する。あるいは等分散を仮定しない。それぞれで結果が出ます。等分散のための

Levene の検定の有意確率が 0.05 以上であれば等分散、0.05 より小さければ不等分散となります。

等分散を仮定しない、の結果の P 値が Welch test での結果となります。

Welch test では、違いを見つけるための統計学的パワーが弱いといわれています。

また、データが normal distribution を示していない場合は、rank sum test（Mann-Whitney U test あるいは Wilcoxon test）を用います。これは mean ではなく、median を比較する検定であり、non-parametric test の中の一つになります。

STATA では、

> Statistics＞Nonparametric analysis＞Tests of hypotheses
> ＞Wilcoxon rank-sum test

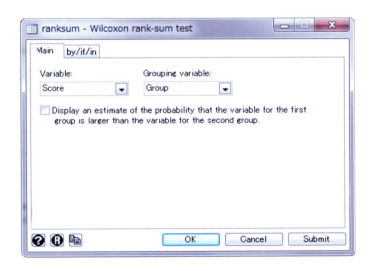

Variable のところに差があるか知りたい変数（ここでは Score）、Grouping variable のところに group variable（ここでは Group）を選択します。

```
Two-sample Wilcoxon rank-sum (Mann-Whitney) test

        Group    |    obs     rank sum     expected

            1    |     39       1620.5        1579.5
            2    |     41       1619.5        1660.5

        combined |     80         3240          3240

unadjusted variance        10793.25
adjustment for ties          -12.02
                          _____
adjusted variance          10781.23

Ho: Score(Group==1) = Score(Group==2)
            z =     0.395
      Prob > |z| =   0.6929
```

P＝0.6929 となりますので、2 群間に差はないことがわかります。

●Non-parametric test は何を見ているのか？

2 群のいずれかのデータの分布が normal distribution ではない場合、non-parametric test を用いますが、この際は mean ではなく、median を比較しています。具体的には、2 群のすべてのデータを大きい方から小さい方（逆でも可能）に並べていき、ランキングしていきます。次にそれぞれの群のランキングの mean と SD を求め、そこに差があるかを見ているのです。つまり null hypothesis は、それぞれの群のランキングの平均は等しい、という仮説になります。

実際は、t test のような parametric test を行うか、rank sum test

JCOPY 498-10904

（Mann-Whitney U test あるいは Wilcoxon test）のような non-parametric test を行うかで迷うこともあると思います。

　データが上記の two group の t test の assumption を満たす場合は、どちらの方法を用いても大丈夫です。しかしながら parametric test を用いた方が「違いがある」と言いやすくなるようです。一方で、assumption を満たさない場合は、non-parametric test を用いたほうが違いを言いやすくなるようです。

3-2 Paired t test

　これは同じ人たちに対して、降圧剤を処方し、血圧の変化を前後で比較するような場合です。

　この場合、Unpaired t test を使用することはふさわしくなく、Paired t test を用います。詳しく見てみましょう。

　今、利尿剤によって血圧が下がるかを検討します。

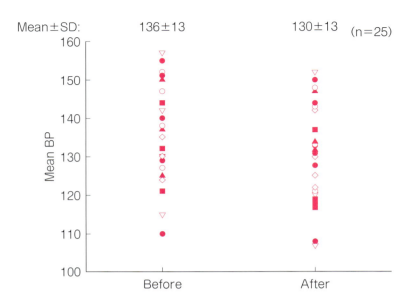

この場合、Unpaired t test を用いると P＝0.11 となり、前後で血圧に差はないことになります。

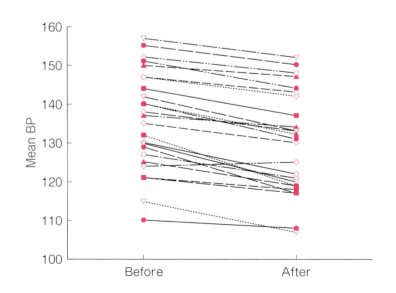

一方で、それぞれの参加者の血圧の変化を示すと前頁下の図のようになり、前後で 6.0 ± 3.2 mmHg の減少を認めていたことになります。

各々の血圧の変化を表に示すと以下のようになります。

No	Before	After	Gap
1	150	145	5
2	146	140	6
3	139	138	1
4	155	140	15
5	130	127	3
6	124	128	−4
7	150	147	3
8	128	120	8
·	·	·	·
·	·	·	·
Mean			6.0±3.2

つまり、Paired t test では、それぞれの参加者の前の血圧から後の血圧を引き、**それが 0 であるかどうか**を検討したことになります。

すなわち、Paired t test での null hypothesis は、

前後での差（μ_D）＝0

として検討しているのです。

STATA

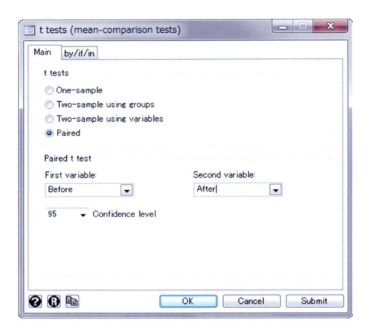

t tests で Paired を選択し、First variable に観察前の変数（ここ
では Before）、Second variable に観察後の変数（ここでは After）
を選択します。

検討の結果 P＜0.01 となり、有意に血圧は下がったことになり
ます。

これは confidence interval approach からの検討でも同様です。
血圧の前後での差の 95% CI を求めると、

$$95\% \, CI = 4.69 - 7.31$$

となりますので、0 をはさんでいませんから、有意に血圧が低下したことがわかります。

●Paired t test の assumption

1．前後での違いの分布が normal distribution であること

つまり、前の段階、あるいは後の段階それぞれが normal distribution である、というわけではなく、**前後の差のデータが normal distribution を示す**ことです。

前後での違いが normal distribution にならない場合は、Wilcoxon Signed Rank Test あるいは Mann-Whitney U test を用います。

例として、17 名に対し血圧が低下するかの検討を示します。

STATA では、

> Statistics＞Summaries＞nonparametric＞Wilcoxon matched pairs-signed-rank test

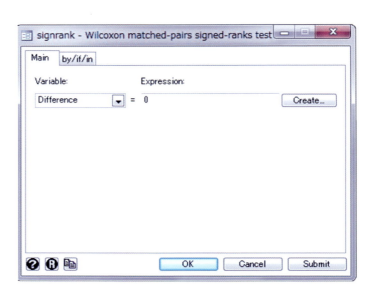

　Variable のところに前後の差にあたる変数を、Expression には差
が 0 と仮定しますので 0 を入力します。

```
Wilcoxon signed-rank test

        sign  │     obs    sum ranks    expected
    ──────────┼─────────────────────────────────
     positive │      4           33          75
     negative │     11          117          75
         zero │      2            3           3
    ──────────┼─────────────────────────────────
          all │     17          153         153

unadjusted variance         446.25
adjustment for ties          -0.25
adjustment for zeros         -1.25
                         ──────────
adjusted variance           444.75

Ho: Difference2 = 0
            z =   -1.992
    Prob > |z| =    0.0464
```

　P＝0.0464 となりますので、前後で有意に低下したことがわかります。

3-3　3 グループ以上での多群間比較

　例えば、4 群存在し、それぞれに差があるかを検討しようとします。

その場合、一つ一つで検討を行うと、6 つの検定を行うことにな

ります。

　そうすると、**偶然にも P value が 0.05 を下回ってしまう可能性**が上がり、諸説ありますが、偶然にも少なくとも一つで P＜0.05 となる確率は、

$$P = 1 - (1 - 0.05)^x$$

（x：検定の数）

となります。

　すなわち、4 群のどれかとどれかに差が偶然にも生じる可能性は、

$$P = 1 - (1 - 0.05)^6 = 0.26$$

となりますので、**26%の確率で偶然にも有意差ありとなる**のです。

　そのため、たくさんの群間での比較する際は、P＜0.05 で検定するのではなく、別の方法が必要となります。

1. より小さい P value で検証する
　これは単純に **0.05 を検定する数で除する**ものです。
　すなわち、6 回の検定が必要となるのであれば、0.05／6 ＝ 0.008 となりますので、それぞれの 2 群間で比較を行い、P＜0.008 となった場合に有意差ありと判断するものです。

2. 多群間比較の検定法を用いる。
　One-Way ANOVA（Analysis of Variance） と呼ばれるものです。

　この場合の null hypothesis は

$$H_0 : \mu 1 = \mu 2 = \mu 3 = \mu 4$$

JCOPY 498-10904

すなわち、4群すべての mean は同じである、という仮説になります。

したがいまして、alternative hypothesis は

H_1：必ずしも4群間のいずれかの mean は等しくない
つまり少なくとも2つの mean が等しくない

となります。

●ANOVA の assumption

1. それぞれの sample が independent であること
2. データが normal distribution を示すこと
3. variance がある程度等しいこと（これは sample size がある程度同じであればあまり問題にならないようです）

これらの assumption を満たさない場合は、Kruskal–Wallis Test を用います。

上に述べたように、ANOVA では、少なくとも2つの mean が等しくない、というところまではわかります。しかしながらどの群とどの群に有意差があったかについてはわかりません。そのため、post hoc analysis といって、ANOVA で有意差があったものはどの群とどの群であったかの検定が必要となります。これには Bonferroni 検定、Scheffe 検定のようにいくつかの検定方法があり、STATA では一気に結果を示すことができます。

今120名の妊婦さんの喫煙状況と新生児の出生体重（kg）を検討したとします。今手元にそれらのデータベースがあるとして、

descriptive statistics で以下のような結果になりました。

Group	Definition	N	Mean	SD
1	non-smokers	30	3.38	0.40
2	past smokers	30	3.22	0.32
3	light smokers	30	2.72	0.41
4	heavy smokers	30	2.71	0.33

まず Box plot で図を描いてみると以下のようになりました。

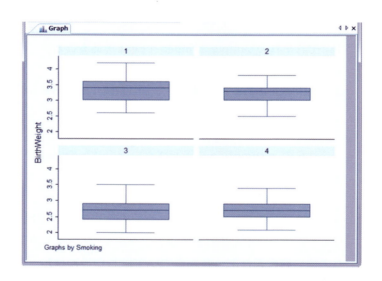

この図より、ある程度 normal distribution であり、variance も大きな差はないことがわかります。ANOVA を使用する assumption を満たしますので、ANOVA で検討します。

JCOPY 498-10904

STATA

Statistics＞Linear models and related＞ANOVA/MANO-VA＞One-way ANOVA

　Response variable のところに差があるかを見たい変数（ここで は Birthweight）、Factor variable にグループを定義している変数 （ここでは Smoking）を選択します。その下の Multiple-compari-son tests の 3 つのテストをすべて選択します。

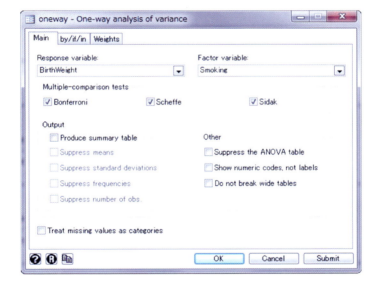

　以下のような結果を得ました。

```
                        Analysis of Variance
      Source              SS          df      MS              F      Prob > F

Between groups       10.6235832        3    3.54119441      25.65    0.0000
Within groups        16.0123329      116    .138037353

      Total          26.6359161      119    .223831228

Bartlett's test for equal variances:   chi2(3) =    2.8527  Prob>chi2 = 0.415
```

　P＝0.0000（P＜0.0001）となりますので、4群間のいずれかに有意な差があったとわかります。

　そして post hoc analysis の結果として、以下のような結果を見ることができます。

JCOPY 498-10904

```
                    Comparison of BirthWeight by Smoking
                                (Bonferroni)
Row Mean-
Col Mean              1              2              3

    2          -.153333
                0.676

    3          -.653333          -.5
                0.000          0.000

    4            -.67       -.516667       -.016667
                0.000          0.000          1.000

                    Comparison of BirthWeight by Smoking
                                 (Scheffe)
Row Mean-
Col Mean              1              2              3

    2          -.153333
                0.468

    3          -.653333          -.5
                0.000          0.000

    4            -.67       -.516667       -.016667
                0.000          0.000          0.999

                    Comparison of BirthWeight by Smoking
                                  (Sidak)
Row Mean-
Col Mean              1              2              3

    2          -.153333
                0.512

    3          -.653333          -.5
                0.000          0.000

    4            -.67       -.516667       -.016667
                0.000          0.000          1.000
```

　この post hoc analysis の見方ですが、赤枠で囲んだところを見る
とわかるように、1 と 3、1 と 4 で 0.000、2 と 3、2 と 4 で 0.000
となっていることがわかります。

つまり、

Group 1（non-smokers）と Group 3（light smokers）に有意差あり

Group 1（non-smokers）と Group 4（heavy smokers）に有意差あり

Group 2（past smokers）と Group 3（light smokers）に有意差あり

Group 2（past smokers）と Group 4（heavy smokers）に有意差あり

ということを言うことができます。

　結論として、軽度の喫煙妊婦あるいは重度の喫煙妊婦の新生児の出生体重は、非喫煙あるいは過去の喫煙妊婦の新生児の出生体重より軽い、と言うことができます。

　非喫煙妊婦と過去の喫煙妊婦の新生児の出生体重の間には差はない、軽度の喫煙妊婦と重度の喫煙妊婦の新生児の出生体重の間には差はない、ということも言うことができます。

実際は ANOVA と post hoc analysis は同時に結果が出ますし、post hoc analysis のみ行えばよいとも言われております。しかしながら論文記載の際や STATA での統計手順では、ANOVAをまず行い、post hoc analysis を行うことが一般的ですので本書ではこの流れにしております。また post hoc analysis ではTurkey が一般的ですが、STATA では以下の 3 種類の検定になっております。SPSS ではたくさんの post hoc analysis が準備されております。

JCOPY 498-10904

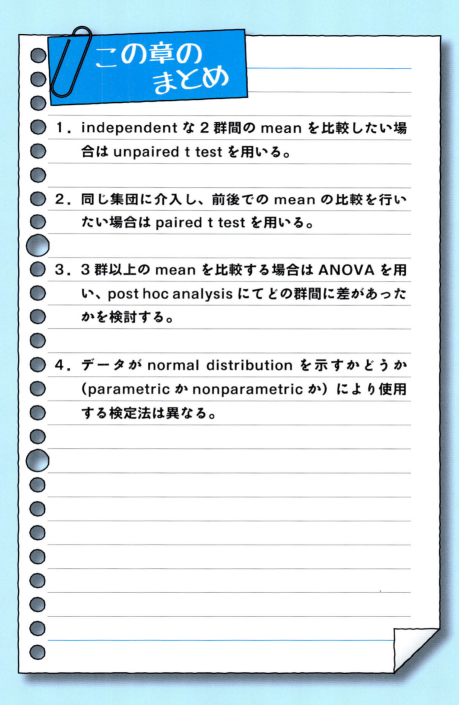

この章の まとめ

1. independent な 2 群間の mean を比較したい場合は unpaired t test を用いる。

2. 同じ集団に介入し、前後での mean の比較を行いたい場合は paired t test を用いる。

3. 3 群以上の mean を比較する場合は ANOVA を用い、post hoc analysis にてどの群間に差があったかを検討する。

4. データが normal distribution を示すかどうか（parametric か nonparametric か）により使用する検定法は異なる。

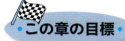

CHAPTER 04

カテゴリカルデータの比較

A群とB群の喫煙者の割合に差があるか？

この章の目標

1 小児期のパルボウイルス感染歴と成人での慢性疲労に関係があるかを検討できる。

2 Relative risk と odds ratio を説明できる。

3 気管支喘息患者100名を試験にエントリーし、治療前の発作の頻度が治療後に低下するかを検討できる。

　この章では多くの研究で使用されている割合の比較について記載します。割合の比較をするのですが、実際はある要因を認めるものの割合を比較（yes であったものの割合をA群とB群で比較）する場合、同時に要因を認めていないものの割合も比較している（no であったものの割合をA群とB群で比較）ことになります。

　すなわち、2×2の表が作成でき、それらの関係を見ていることになりますので、統計学的には、2要因に関係があるかを検討していることになります。Cohort study や case-control study で要因と疾患の有無について関係があるかを検討する際などに使用されます。

このような解析法を Chi-square test といい、

Null hypothesis：2つの要因に関係がない
Alternative hypothesis：2つの要因に関係がある

となります。

4-1 Chi-square test

それでは具体的に見ていきましょう。小児期にパルボウイルス感染歴のあることが成人における慢性疲労と関係があるかを検討するとします。

今、以下のような結果を得ました。

		慢性疲労		
		あり	なし	
ウイルス感染歴	あり	66	29	95
	なし	40	93	133
		106	122	228

小児期に感染歴がある 95 名のうち、66 名（69.5％）に慢性疲労があり、小児期に感染歴のない 133 名のうち 40 名（30.1％）に慢性疲労を認めました。

このことから、小児期の感染歴と成人での慢性疲労は関係があるといってよいのでしょうか？　すなわち、69.5％と30.1％は有意に異なる、と言えるかどうかを知りたいわけです（厳密には先ほど述べたように 69.5％と30.1％を比較するのではなく、小児期のウイルス感染歴と慢性疲労に関係があるかを検討しています）。

JCOPY 498-10904

そこで、全く関係がない、と言う場合はどうであるかを考えてみます。今、慢性疲労は 106 名（46.5％）で認められ、122 名（53.5％）には認めていません。小児期に感染歴があるものが 95 名、ないものが 133 名いて、これらと慢性疲労の間に全く関係がないのであれば、小児期の感染歴のある 95 名のうちの 46.5％に当たる 44 名に慢性疲労があることになります。同様に小児期に感染歴のない 133 名の中でも 46.5％に当たる 62％に慢性疲労があることになります。

これを表にして示すと、

		慢性疲労		
		あり	なし	
ウイルス感染歴	あり	44（46.5％）	51（53.5％）	95
	なし	62（46.5％）	71（53.5％）	133
		106（46.5％）	122（53.5％）	228

のようになり、全く関係がない場合（null hypothesis の場合）は、それぞれの比率が同じになるのです。この状態を expected value と言います。

この表における比率と、先ほどの表の比率が異なっていると言ってよいのか、まあ似ているので差はほとんどない、と言っていいのかを検討します。

Chi-square test も手計算で行うことはまずないとは思いますが、念のため、計算式のみ記載しておきます。

$$X^2 = \Sigma \frac{(O_i - E_i)^2}{E_i}$$

O は観察された observed value（実際観察された値）、E は expected value となります。

今回の例では、

$$X^2 = \frac{(66-44)^2}{44} + \frac{(29-51)^2}{51} + \frac{(40-62)^2}{62} + \frac{(93-71)^2}{71}$$

となり、$X^2 = 35.1$ となります。

　自由度 df =（列の数 − 1）×（行の数 − 1）ですので、今回の 2×2 の表では自由度 1 となり、$P = 0.05$ を境界とする場合は、X^2分布表では critical value は 3.841 となりますので、35.1 はそれよりも大きく、null hypothesis を reject できる、すなわち、小児期のウイルス感染歴と成人での慢性疲労は有意に関係している、と結論付けることができるわけです。

　それではこれを STATA で解析する方法です。
今回はすでに集計されている結果を使用しますので、raw data の場合とは異なります。

STATA

> Statistics＞Summaries, tables, and tests＞Frequency tables＞Table calculator

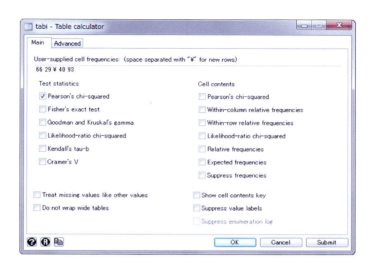

User-supplied cell frequencies: (space separated with "¥" for new rows) のところに 66 29 ¥40 93 と入力します。

(本来の STATA では、¥ ではなく、\ で表示されるのですが、日本語のパソコンの場合、STATA では ¥ で表示されます。問題なく解析できます。)

Test statistics のところは、Person's chi-squared を選択します。

解析結果が以下のように表示されます。

```
. tabi 66 29 \ 40 93, chi2

                        col
           row          1          2        Total

             1         66         29           95
             2         40         93          133

         Total        106        122          228

        Pearson chi2(1) =  34.5783   Pr = 0.000
```

X² = 34.5 となっていますが、これは先ほどの手計算の場合の四捨五入などの関係で若干異なっているだけですので問題ありません。

Pr = 0.000 となっておりますので、P < 0.001 ということで有意に関係していることがわかります。

また、今回はどのマス（2×2 のマス）の症例数も多かったのですが、いずれかのマスの症例数が少ない場合は Chi-square test ではなく、Fisher's exact test を用います。

この際、よく勘違いされるのですが、いずれかのセルが 5 以下の場合に Fisher's exact test を使用するのではなく、**いずれかのセルの expected value が 5 以下の場合に Fisher's exact test を用いる**のです。さらに詳しく言うと、いずれかのマスが 2 以下、あるいは全体のマスの 20% 以上（つまり 2×2 の表では一つのマスでも）が 5 以下になるようなところがある場合は Fisher's exact test を用いることが推奨されています。

解析ソフトを使用することが多いので、あまりその理由について正しく理解しておく必要はないかもしれませんが、なぜ expected value が 5 以下の場合に Fisher's exact test を用いるかというと、Chi-square の計算式において、

$$X^2 = \sum \frac{(O_i - E_i)^2}{E_i}$$

E の値が小さいと X^2 が大きくなってしまい、正しい結果を反映していないと考えられるからです。

それでは、どのようにして expected value を求めるかについてですが、

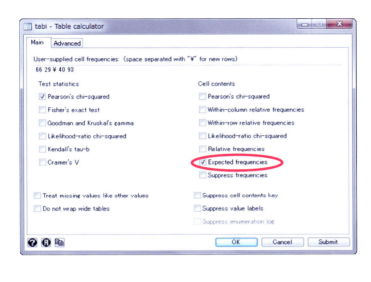

先ほどの解析のところで Expected frequencies をチェックして
おくと以下のような結果を得ます。

```
. tabi 66 29 \ 40 93, chi2 expected
```

Key	
frequency	
expected frequency	

	col		
row	1	2	Total
1	66	29	95
	44.2	50.8	95.0
2	40	93	133
	61.8	71.2	133.0
Total	106	122	228
	106.0	122.0	228.0

```
Pearson chi2(1) =  34.5783   Pr = 0.000
```

それぞれのデータの 2 段目に当たる赤枠で囲んだところが ex-pected value になります。これらのいずれかが 5 以下であれば Fisher's exact test を用いるのです。

4-2 Relative risk, odds ratio

2 限目の Confidence Interval Approach で cohort study では relative risk、case-control study では odds ratio を用いることを述べました。ここでは実際それらをどのように計算するかについて述べようと思います。

今、3000名を登録し、1500名にはAの薬（A群）、1500名には placebo（B群）を投与したとします。それらの両群を前向きに検討した結果、A群からは30名（2%）疾患を発症し、B群からは50名（3.3%）疾患を発症したとします。

Aの薬を投与することで疾患発症はどれくらい抑えられたのでしょうか？

		疾患発症		
		あり	なし	計
介入	A薬	30	1470	1500
	Placebo	50	1450	1500

この場合は cohort study ですので、relative risk を用います。

Relative risk 自体の計算は手計算でも簡単です。A群での発症率 2% を B 群での発症率 3.3% で割ると 0.60 となります。これが relative risk、つまり 40%リスクを減らしたことになります。

次にこれらの 95% CI を計算します。

STATA

Statistics＞Epidemiology and related＞Tables for epi-demiologists＞Cohort study risk-ratio etc. calculator

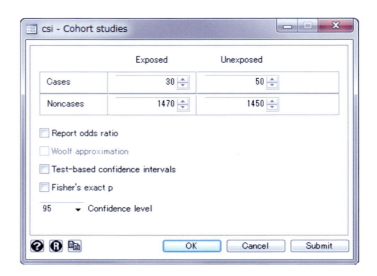

その結果が以下のように示されます。

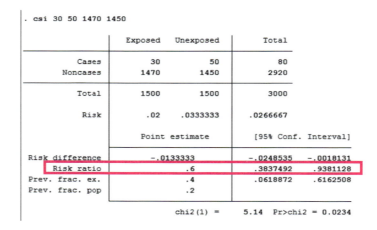

　赤枠のように relative risk は 0.6 となり、その 95% CI = 0.38 −
0.93 となっているのがわかります。
　また、この結果から、Pr > chi2 = 0.023 となっておりますので、
Chi−square test において、P = 0.023 で有意に介入の有無と疾患発

症に関係があることがわかります。

次に odds ratio です。odds ratio は主として case-control study で使用されますが、cohort study でも使用することは可能です。

		疾患発症	
		あり	なし
介入	あり	a	b
	なし	c	d

Odds ratio は、

$$OR = \frac{a/b}{c/d}$$

すなわち、$(a \times d)/(b \times c)$ という式で計算できます。先ほどの例では、

		疾患発症		
		あり	なし	計
介入	A薬	30	1470	1500
	Placebo	50	1450	1500

Odds ratio $= (30 \times 1450)/(50 \times 1470) = 0.59$ となります。

Cohort study で odds ratio を求める場合は、
STATA では、

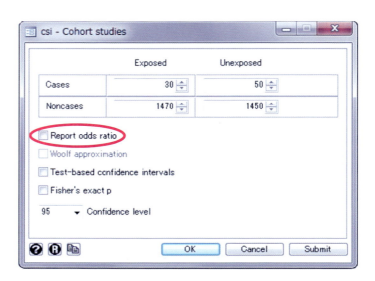

Report odds ratio のところをチェックすると、以下のような結果
を得ます。

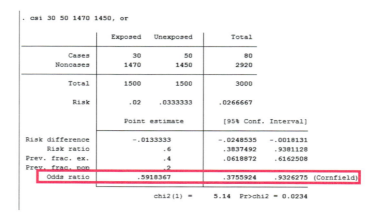

このように odds ratio＝0.59（95% CI＝0.37−0.93）となります。

先ほど relative risk は 0.60 でしたので、Odds ratio と relative
risk がほとんど同じ値を示していることがわかります。

JCOPY 498-10904

これは、relative risk が、

$$RR = \frac{a/(a+b)}{c/(c+d)}$$

と言う式で計算できますので、イベントの率（ここでは疾患発症率）が極めて低い場合、a や c が小さくなり、

$$OR = \frac{a/b}{c/d}$$

とほとんど同じ計算になるからです。

このように発症率が稀な場合は、1500 名ずつをフォローして初めて差が見えてくることになります。このような研究は登録人数も多く必要ですし、時間もかかります。そこで、要因と疾患発症の関係を検討したい場合、case-control study の形で検討されることが多いです。

疾患を発症した 100 名を集め、その群と対になるような疾患を発症していない群 100 名を集めてきます。
今、以下のような結果を得ました。

		疾患発症	
		あり	なし
要因	あり	50	30
	なし	50	70
	計	100	100

疾患発症群では要因を認めた割合は 50%、疾患を発症していない群では要因を認めた割合は 30% となります。

STATA では、

Statistics＞Epidemiology and related＞Tables for epidemiologists＞Case-control odds-ratio calculator

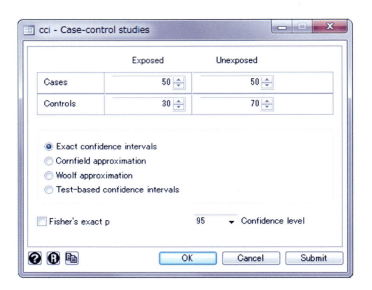

以下のような結果を得ます。

このように odds ratio＝2.33（95% CI＝1.25－4.35）となります。このことは、要因を認めることは、認めない場合と比較して、疾患発症のリスクが 2.33 倍である、と考えることができます。

また、Pr＞chi2＝0.0039 となりますので、Chi-square test で P＝0.0039 で有意に要因と疾患発症に関係があることがわかります。

4－3 McNemar Chi-Squared Test

次は前後での割合の比較について述べます。

例えば、気管支喘息患者 100 名を試験にエントリーし、治療前の発作の頻度が治療後に低下するかを検討しようと思います。

試験を行ったところ、治療前は 100 名中 50 名（50%）で喘息発作があり、治療後は 100 名中 12 名（12%）で発作がありました。この 50% と 12% を通常の Chi-square test で検討することも計算上はできるのですが、実際は治療後に発作を起こした 12 名中 2 名は治療前は発作を起こしていなかった 2 名でした。

このように同じ対象者〔Matched（Paired）data〕の場合、Chi-square test ではなく、McNemar Chi-Squared Test を用います。

上の例題を表にしてみましょう。

		治療前	
		発作あり	発作なし
治療後	発作あり	10	2
	発作なし	40	48

このような関係の中で、治療をすることと発作に関係があるかを検討していきます。

STATA

Statistics＞Epidemiology and related＞Tables for epidemiologists＞Matched case–control calculator

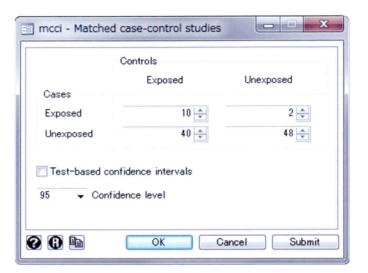

以下のような結果を得ます。

```
. mcci 10 2 40 48

                          Controls
Cases                 Exposed    Unexposed              Total

       Exposed           10            2                  12
     Unexposed           40           48                  88

         Total           50           50                 100

McNemar's chi2(1) =       34.38     Prob > chi2 = 0.0000
Exact McNemar significance probability       = 0.0000

Proportion with factor
       Cases            .12
       Controls          .5         [95% Conf. Interval]

       difference       -.38        -.4928934   -.2671066
       ratio            .24          .1428909    .4031048
       rel. diff.       -.76        -1.097023   -.4229774

       odds ratio       .05          .0058539    .1928078   (exact)
```

P＝0.0000 となっておりますので、P＜0.0001 で有意に治療と発作に関係があることがわかります。つまり治療することで有意に発作が減ったと言うことです。

●3 群以上の場合

また、3 限目の mean の比較のところでは、2 群間の比較は t test で、3 群以上の場合は ANOVA を用いることを述べました。一方、Chi-square test の場合は、2×2 表での関係を見るだけではなく、それ以上の行や列があっても使用できます。

まずは全体での検討を行い、有意差があった場合は、それらの中のいずれかのデータを用い、2×2 の表を作成し、再度解析を行います（post hoc analysis）。

この章の まとめ

1．2 要因に関係があるかは Chi-square test で検討する。

2．Expected value が小さい場合は Fisher's exact test を用いる。

3．Cohort study では relative risk を、case-control study では odds ratio を用いる。

4．同対象者に対し治療の効果があったかの比率を検討する際は McNemar Chi-Squared Test を用いる。

JCOPY 498-10904

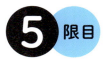

5 限目

生存解析

カプランマイヤー解析

生存解析 5 限目

この章の目標

1 Life Table から累積生存率を計算できる。
2 Kaplan-Meier 曲線を描くことができる。
3 35 名の癌の患者さんのうち、19 名には放射線治療のみ、16 名は化学放射線治療を行った際の生存率の差を比較検討できる。

　ある病気に対し何らかの薬を使用し、その後の生存率を一定期間観察し、Kaplan-Meier で解析した。というような話をよく聞くことがあると思います。

　この章ではそのような生存解析について述べます。

　一般に生存解析においては、アウトカムは生きているのか亡くなったのか（あるいは再発したか、再発しなかったか）、すなわち 0 か 1 の評価となります。

　例えば、ある疾患の患者 100 名に対し全く同じタイミングで A 薬か B 薬を使用し始め、3 年後の生存していたものの数が A 薬では

30 名、B 薬では 40 名であったとします。そして脱落者（生存していたのか死亡したのか不明のもの）もいなかったとします。その際 A 薬のほうの生存率は 30％、B 薬では 40％となりますので、4 限目で学んだように、Chi-square test で検討することが可能です。

しかしながら実際の研究では、すべての患者が同時にエントリーするわけではありません。よって、試験期間 3 年の研究で、試験開始後 1.5 年度にエントリーしたものは観察期間が 1.5 年間に短くなり、生存するのか亡くなるのかの判断も難しくなるのです。

ここで例を示してみていきましょう。

今ある治療法が有効かを検討しようとしました。現時点で治療群にエントリーした患者さんは 5 名、それぞれの経過を示すと以下のようになりました。

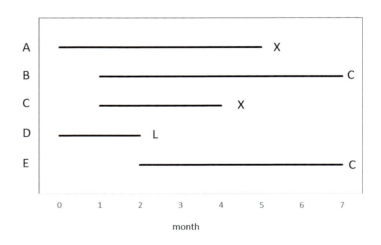

患者 A は試験開始の際にエントリーし、治療後（エントリー後 5ヶ月目）で死亡（X）

JCOPY 498-10904

患者 B は試験開始後 1 ヶ月目でエントリーし、試験終了時（試験開始後 7 ヶ月目）でも生存（C; Censored、打ち切り）

患者 C は試験開始後 1 ヶ月目でエントリーし、試験開始後 4 ヶ月目（エントリーして 3 ヶ月目）で死亡（X）

患者 D は試験開始の際にエントリーし、エントリー後 2 ヶ月目で Lost（受診せず生存かどうかも不明）（L）

患者 E は試験開始後 2 ヶ月目でエントリーし、試験終了時（試験開始後 5 ヶ月目）で生存（C）

このような状況の下、最終的に 5 名エントリーし、2 名は生存していたので生存率 40％でした。と言うわけにはいきません。

生存解析の方法として、以下の 4 つの方法があります。
1．Incidence Density Method
2．Life Table（Actuarial Method）
3．Kaplan-Meier（Product-Limit Method）
4．Cox Proportional Hazards Model（これについては複雑ですのでこの本では述べていません）

5-1 Incidence Density Method

これは分母を人数の代わりに person-time を用いるものです。すなわち、通常 5 名中 2 名にイベントが起こる場合、発生率は 2/5 で 40％となりますが、この分母に 5 名ではなく、person-time を用いるということです。Person-time は person-year であったり、person-month であったり、フォローした人数に、それらをフォローした期間を掛けたものとなります。

先ほどの 5 名のフォロー期間をそれぞれ示すと、

A：5ヶ月
B：7ヶ月
C：3ヶ月
D：2ヶ月
E：5ヶ月

となります。すなわち、すべてを足すと22ヶ月となりますので、この22ヶ月の中で2名にイベントが発生したことになります。よって発生率は2/22＝0.09/person-month となるのです。

5-2 Life Table（Actuarial Method）

　Life Table（Actuarial Method）では、エントリーがすべて同じタイミングでなされたものとしてみなされます。

　そして、それぞれの期間にどれくらいのイベントが発生したかを計算していきます。

　具体的にはその期間にイベントが発生した数を、その期間にエントリーされているもの数で割ります。

　計算式としては、

$$\text{Probability(event)} = \frac{\text{Number of events}}{\text{Number at risk(at beginning)} - \dfrac{\text{(Lost or Censored)}}{2}}$$

という式で表されます。

　先ほどの5名の例で見ていきましょう。

JCOPY 498-10904

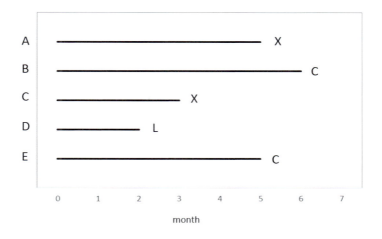

month

　はじめの試験開始時から 1 ヶ月目の間、1–2 ヶ月の間には 5 名の中には死亡したものも Lost したものもいません。（図では 2 ヶ月目ちょうどで Lost しておりますが、STATA の解析上 2 ヶ月目ちょうどは 2–3 ヶ月のほうに入ります）

　2–3 ヶ月には 5 名が残っておりましたが、そのうち 1 名が Lost しております。

　3–4 ヶ月には 4 名が残っており、そのうち 1 名が死亡しております。

　4–5 ヶ月には 3 名が残っており、Lost したものも死亡もありません。

　5–6 ヶ月には 3 名が残っており、そのうち 1 名が Censored、1 名が死亡しています。

　6–7 ヶ月には 1 名が残っており、そのうち 1 名が Censored しております。

　これを表にしてみました。

Study months	Subjects at beginning	Death	Lost or Censored	Probability of death
0-1	5	0	0	0/5
1-2	5	0	0	0/5
2-3	5	0	1	0/4.5
3-4	4	1	0	1/4
4-5	3	0	0	0/3
5-6	3	1	1	1/2.5
6-7	1	0	1	0/0.5
7-8	0	0	0	NA

Probability of death のところは先ほどの計算式のように、Lost あるいは Censored のものがいる場合、分母からその1/2を引いて計算します。

　これを計算すると以下のようになります。そして一番右側は1から死亡の割合を引いた、すなわち生存率を示しています。

Study months	Probability of death	Probability of death	Probability of survive
0-1	0/5	0.00	1.00
1-2	0/5	0.00	1.00
2-3	0/4.5	0.00	1.00
3-4	1/4	0.25	0.75
4-5	0/3	0.00	1.00
5-6	1/2.5	0.40	0.60
6-7	0/0.5	0.00	1.00
7-8	NA	NA	NA

JCOPY 498-10904

そして累積の生存率を求めるため、以下のような表を作ります。
累積の生存率はそれまでの累積生存率に、その次の生存率をかける。
この例では A×B＝C のように計算をしていき表を完成させます。

Study months	Probability of death	Probability of death	Probability of survive	Cumulative prob of survive
0-1	0/5	0.00	1.00	1.00
1-2	0/5	0.00	1.00	1.00
2-3	0/4.5	0.00	1.00	1.00
3-4	1/4	0.25	0.75	0.75
4-5	0/3	0.00	1.00	A 0.75
5-6	1/2.5	0.40	B 0.60	C 0.45
6-7	0/0.5	0.00	1.00	0.45
7-8	NA	NA	NA	NA

そしてそれらをプロットしていくと以下のような生存曲線が完成
します。

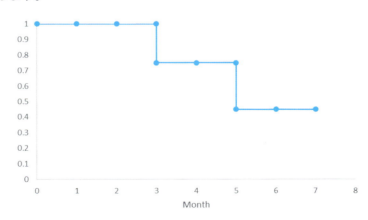

それでは例題で見ていきましょう。

今 20 名の悪性黒色腫の患者をフォローしていき、死亡、Lost あるいは Censored まで経過を見ました。

Patient	Weeks	Status
1	136	Died
2	194	Censored
3	54	Died
4	102	Died
5	84	Lost
6	132	Lost
7	109	Died
8	27	Died
9	80	Died
10	58	Died
11	14	Died
12	78	Died
13	59	Died
14	150	Censored
15	140	Censored
16	53	Died
17	102	Died
18	70	Lost
19	56	Lost
20	92	Died

13 週おきの Life Table を作成しましょう。

STATA の Data で以下のように作成します。

status 2 は Died の場合 1、それ以外は 0 で入力しています。

	patient	weeks	status	status2
1	1	136	Died	1
2	2	194	Censored	0
3	3	54	Died	1
4	4	102	Died	1
5	5	84	Lost	0
6	6	132	Lost	0
7	7	109	Died	1
8	8	27	Died	1
9	9	80	Died	1
10	10	58	Died	1
11	11	14	Died	1
12	12	78	Died	1
13	13	59	Died	1
14	14	150	Censored	0
15	15	140	Censored	0
16	16	53	Died	1
17	17	102	Died	1
18	18	70	Lost	0
19	19	56	Lost	0
20	20	92	Died	1

STATA

Statistics＞Survival analysis＞Summary statistics, tests, and tables＞Life tables for survival data

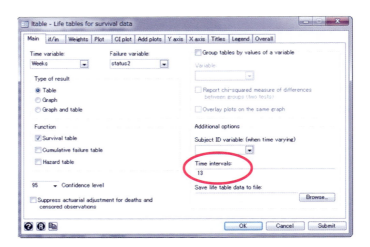

Time variable のところはプルダウンで Weeks を選択、Failure variable で status2 を選択します。そして Time intervals のところに 13 と入力します。

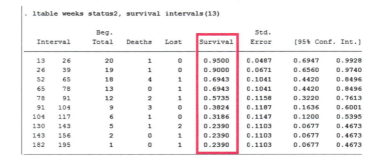

```
. ltable weeks status2, survival intervals(13)

                    Beg.                          Std.
      Interval      Total   Deaths   Lost  Survival   Error     [95% Conf. Int.]

       13    26       20       1      0    0.9500   0.0487    0.6947    0.9928
       26    39       19       1      0    0.9000   0.0671    0.6560    0.9740
       52    65       18       4      1    0.6943   0.1041    0.4420    0.8496
       65    78       13       0      1    0.6943   0.1041    0.4420    0.8496
       78    91       12       2      1    0.5735   0.1158    0.3220    0.7613
       91   104        9       3      0    0.3824   0.1187    0.1636    0.6001
      104   117        6       1      0    0.3186   0.1147    0.1200    0.5395
      130   143        5       1      2    0.2390   0.1103    0.0677    0.4673
      143   156        2       0      1    0.2390   0.1103    0.0677    0.4673
      182   195        1       0      1    0.2390   0.1103    0.0677    0.4673
```

このようにして累積生存率が計算されます。

5-3 Kaplan–Meier (Product–Limit Method)

　Life Table（Actuarial Method）では、**イベントの発生をある一定期間に分け**、その間に何例発生したかをもとに作成していきました。

　Kaplan–Meier では、**実際のイベント発生時期に基づき**作成していきます。

　計算式としては、

$$\text{Probability(event)} = \frac{\text{Number of events}}{\text{Number at risk(at time of event)}}$$

となります。

　それぞれの経過を、Life Table（Actuarial Method）の際と同様、同じタイミングでエントリーしたとしてみなします。例えば、ある研究で、10 名をエントリーし、経過を観察したところ、以下のようになりました。

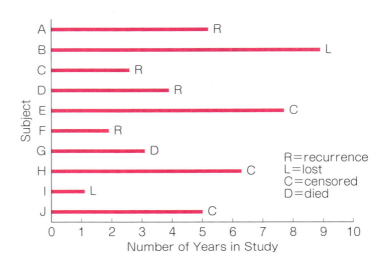

　24ヶ月目、29ヶ月目、48ヶ月目、62ヶ月目にイベントが発生したとします。それを表にすると以下のようになります。

Time (month)	Number of Events	Subjects at Risk	Prob of Recurrence
24	1	9	1/9
29	1	8	1/8
48	1	6	1/6
62	1	4	1/4

　13ヶ月目の時点で、1名がすでに Lost となっておりましたので、24ヶ月目に1名が再発した際の分母は 10-1＝9 となります。また、48ヶ月目にも1名再発を認めますが、36ヶ月目にすでに1名死亡しておりますので、48ヶ月目の分母は6になります。

　このように、Life Table ではある一定期間内に Lost あるいは Censored となった患者の数の 1/2 を分母から引いておりましたが、Kaplan-Meier ではイベントが発生した時点で何名が試験に残って

いたか、という条件での検討となります。

　そこからそれぞれのイベント発生時点での再発率を計算し、非再発率から累積非再発率を求めます。

Time (month)	Prob of Recurrence	Prob of Recurrence	Prob of No Recurrence	Cum Prob No Recurrence
24	1/9	0.111	0.889	0.889
29	1/8	0.125	0.675	0.600
48	1/6	0.167	0.833	0.500
62	1/4	0.250	0.750	0.375

これを図にすると以下のようになります。

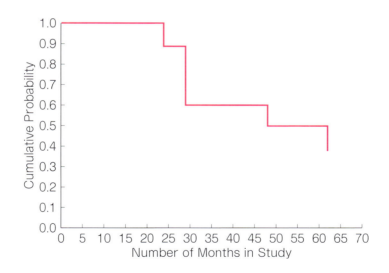

　Life Table では具体的なイベント発生時期、Lost、Censored の時期は不明でも、一定期間内に発生するイベント発生数、Lost、Censored の数がわかれば計算ができましたが、Kaplan-Meier では具体的な時期が不明の場合は計算することができない、ということになります。

それでは例題でみていきましょう。

今 35 名の癌の患者さんのうち、19 名には放射線治療のみ、16 名は化学放射線治療を行いました。それぞれの生存期間は以下のようになりました。

Patient	Days	Relapsed*	Treatment**
1	344	1	1
2	139	1	1
3	1957	0	1
4	298	1	1
5	1370	1	1
6	819	1	1
7	2050	0	1
8	833	1	1
9	420	1	1
10	109	1	1
11	572	1	1
12	310	1	1
13	1918	0	1
14	1816	0	1
15	360	1	1
16	400	1	1
17	1647	0	1
18	332	1	1
19	1548	0	1
20	1700	0	0
21	1970	0	0
22	1890	0	0
23	170	1	0
24	2068	0	0
25	1968	0	0
26	2170	0	0
27	1895	0	0
28	2021	0	0
29	1870	0	0
30	1810	0	0
31	610	1	0
32	1728	0	0
33	1400	1	0
34	1765	0	0
35	1690	0	0

* 1＝Yes, 0＝No
** 0＝Chemoradiation, 1＝Only Radiation

まず全体のサマリーを作成します。

STATA

Statistics>Survival analysis>Setup and utilities>
Declare data to be survival-time data

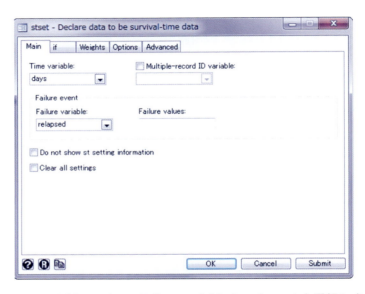

Time variable に days、Failure variable に relapsed を選択します。

```
. stset days, failure(relapsed)

      failure event:  relapsed != 0 & relapsed < .
obs. time interval:  (0, days]
 exit on or before:  failure


        35  total observations
         0  exclusions


        35  observations remaining, representing
        16  failures in single-record/single-failure data
     43967  total analysis time at risk and under observation
                                    at risk from t =         0
                         earliest observed entry t =         0
                            last observed exit t =      2170
```

このような結果を得ます。35 名の検討で、16 名に再発（failures in single-record/single-failure data）が起こったことがわかります。また、一番下の last observed exit から、最も長く観察された患者は 2170 日であったこともわかります。

　次にそれぞれの群のサマリーを作成します。

STATA

> Statistics＞Survival analysis＞Summary statistics, tests, and tables＞Describe survival-time data

　Main の横の by/if/in を選択肢、Repeat command by groups をチェック、その下の Variables that define groups で treatment を選択します。

```
. by treatment, sort : stdescribe

-> treatment = 0

            failure _d:  relapsed
     analysis time _t:  days

                                              per subject
Category                      total      mean         min     median        max

no. of subjects                  16
no. of records                   16         1           1          1          1

(first) entry time                          0           0          0          0
(final) exit time                    1670.313         170       1840       2170

subjects with gap                 0
time on gap if gap                0
time at risk                  26725     1670.313         170       1840       2170

failures                          3        .1875          0          0          1


-> treatment = 1

            failure _d:  relapsed
     analysis time _t:  days

                                              per subject
Category                      total      mean         min     median        max

no. of subjects                  19
no. of records                   19         1           1          1          1

(first) entry time                          0           0          0          0
(final) exit time                    907.4737         109        572       2050

subjects with gap                 0
time on gap if gap                0
time at risk                  17242     907.4737         109        572       2050

failures                         13      .6842105          0          1          1
```

Treatment＝0の群、すなわち化学放射線治療を行った群16名、treatment＝1すなわち放射線治療のみを行った19名のサマリーが示されます。

そしていよいよ Kaplan-Meier 曲線の作成です。

STATA

Statistics>Survival analysis>Graphs>Kaplan-Meier survivor function

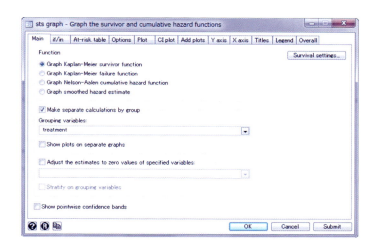

Make separate calculations by group にチェックを入れ、Grouping variables で treatment を選択します。

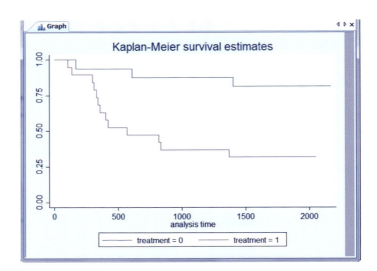

　このようにそれぞれの群の累積非再発率の Kaplan-Meier 曲線グラフが完成しました。

　そして2群間に有意な差があるかを検討します。
　この場合使用する統計は、logrank statistic というものになります。

　Null hypothesis は、

　　H$_0$＝それぞれの期間におけるそれぞれの群の非再発率には、全体を通して差がない

　となります。

JCOPY 498-10904

STATA

Statistics>Survival analysis>Summary statistics, tests, and tables>Test equality of survivor functions

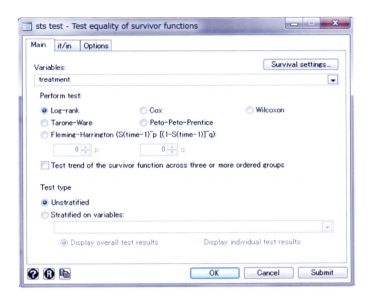

Variables のところで treatment を選択します。

```
Log-rank test for equality of survivor functions

              │   Events      Events
treatment     │ observed    expected
──────────────┼─────────────────────────
0             │        3        8.89
1             │       13        7.11
──────────────┼─────────────────────────
Total         │       16       16.00

                  chi2(1) =        8.98
                  Pr>chi2 =      0.0027
```

　このような結果になり、P=0.0027 で有意に 2 群間に非再発率
の差を認めたことがわかります。

JCOPY 498-10904

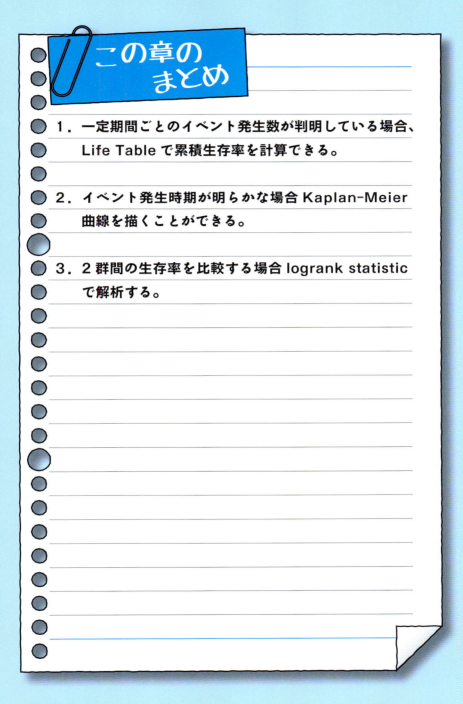

この章の まとめ

1. 一定期間ごとのイベント発生数が判明している場合、Life Table で累積生存率を計算できる。

2. イベント発生時期が明らかな場合 Kaplan-Meier 曲線を描くことができる。

3. 2 群間の生存率を比較する場合 logrank statistic で解析する。

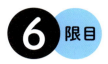

CHAPTER 06

サンプルサイズ

統計に必要な検体数を求める

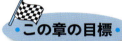

この章の目標

1 A学校の生徒での数学の平均点は55点、標準偏差20とし、B学校の生徒での平均点65点、標準偏差20であるとした場合、平均点に統計学的有意差があるというためのサンプルサイズを計算できる。

2 ある資格に対し、A大学の合格率は70%、B大学の合格率は80%である場合、統計学的有意差をいうためのサンプルサイズを計算できる。

2限目でも述べましたが、母集団における本来の結果と、それらの中から抽出されたサンプルによる統計解析での結果の関係は以下のようになります。

		True State of Nature	
		H_0 false	H_0 True
Decision	Reject H_0	Correct	α error
	Fail to reject H_0	β error	Correct

サンプルサイズ

　本来母集団において、null hypothesis の H_0 が間違っている、すなわち A 群と B 群には差を認める、という状態において、それらから抽出されたサンプルを用いた解析でも H_0 を reject できた（A 群と B 群には差がある）、となる場合、その結果は真であったと言えます。

　同様に、本来母集団において、null hypothesis の H_0 が合っている、すなわち A 群と B 群には差がない、という状態において、それらから抽出されたサンプルを用いた解析でも H_0 を reject できない（A 群と B 群には差がない）、となる場合も、その結果は真であったと言えます。

　一方、本来母集団において、null hypothesis の H_0 が間違っている、すなわち A 群と B 群には差を認める、という状態において、それらから抽出されたサンプルを用いた解析では H_0 を reject できなかった（A 群と B 群には差がない）、となる場合、β エラーであったと言えます。

　同様に、本来母集団において、null hypothesis の H_0 が合っている、すなわち A 群と B 群には差がない、という状態において、それらから抽出されたサンプルを用いた解析では H_0 を reject できた（A 群と B 群には差がある）、となる場合、α エラーであったと言えます。

　これらのことは 2 限目でも述べましたが、H_0 が reject できるということはすなわち、有罪である、と結論付けたことになります。

　α エラーは無罪の人を有罪にしてしまうこと、β エラーは有罪の人を無罪にしてしまうこと、と考えることができます。

　α エラーを 0.05 とすること、これは無罪の人を有罪にしてしまう可能性が 5%以下であればまあよいであろう、ということです。この数字は小さければ小さいほどよいことになります。

　β エラーは一般に 0.10〜0.20 に設定します。

　そして $1-\beta$ を統計学的パワーといい、0.80〜0.90 に設定することになります。**Null hypothesis が真に間違っている場合に、null**

JCOPY 498-10904

hypothesis を reject できる確率を示しています。

　2 限目にも述べましたが、統計学的パワーを上げたい場合は、サンプルサイズを大きくする方法があります。
　これはサンプルサイズを上げることでデータの信頼性が上がることに繋がります。
　それではなぜサンプルサイズを大きくすると信頼性が上がるのでしょうか？

95% CI は

$$95\% \ \mathrm{CI} = \bar{\mathrm{X}} \pm t \frac{\mathrm{SD}}{\sqrt{n}}$$

と言う式で表されます。

　サンプルサイズを大きくすると、$\sqrt{n}$ のところが小さくなりますので、ばらつきが小さくなることがわかります。

　このようにサンプルサイズが大きくなればなるほど 95% CI は狭くなることがわかります。

　95% CI や p value により有意な関係があるかがわかりますので、逆の見方をすると、期待する p value を設定し、null hypothesis を reject し、alternative hypothesis を accept するような条件設定をすることができます。一般に研究を行う際は、alternative hypothesis を accept することを期待し研究を行っています。mean や SD、α エラー、β エラーなどの情報があれば、それら統計学的有意差に至るサンプルサイズが決定できることになります。

　これは臨床研究で重要なことで、サンプルサイズを決定せずにと

にかく多くのサンプルサイズ（多くの症例を試験にエントリー）にすることには不利益もあるのです。

例えば、ある薬の効果を検討する際、期待される薬の対照群として placebo 群を設定したとします。統計学的に、かつ生物学的にも有意差を言うことができる症例数を満たしているにも関わらず、その後も症例をエントリーした場合、すでに placebo では効果がないことがわかっている群に割り付け続けていることになります。

このことは倫理的にみてもふさわしくないため、必要な症例数を適切にエントリーし研究を行うことが重要になります。

サンプルサイズの計算式はとても複雑ですので、この本の中では割愛させていただきます。実際は統計ソフトを用い計算することになります。

6-1 One-Sample Mean

研究で得られるサンプル集団の mean が母集団の mean と有意に異なることを証明したい場合のサンプルサイズを計算してみましょう。

> 今 A 学校の国語の平均点が 70 点、SD＝15、全国の平均点が 60 点であると推定します。A 学校の平均点が全国より有意に高いというにはどれくらいのサンプルが必要でしょうか。

Null hypothesis: サンプル集団の mean は 60 である
Alternative hypothesis: サンプル集団の mean は 60 ではない

JCOPY 498-10904

STATA でやってみます。

Statistics＞Power and sample size＞test comparing one
mean to a reference value

Effect size の Null に 60 を、Alternative に 70 を入力し、
Standard deviation に 15 を入力します。〔初期設定として、Error
probabilities のところの Significant level は 0.05（α エラーのこ
と）、Power のところは 0.8 と入力されています。〕

そうすると以下のような結果を得ます。

サンプルサイズ

```
. power onemean 60 70, sd(15)

Performing iteration ...

Estimated sample size for a one-sample mean test
t test
Ho: m = m0   versus   Ha: m != m0

Study parameters:

        alpha =     0.0500
        power =     0.8000
        delta =     0.6667
           m0 =    60.0000
           ma =    70.0000
           sd =    15.0000

Estimated sample size:

           N =         20
```

　一番下の N = 20 となっておりますので、20 名必要となります。

＊null hypothesis は 60 点、あるいは 60 点より低い、alternative hypothesis は 60 より高い、と仮説を立てると、STATA で条件設定の際、Sides のところで One-sided test を選択し、N = 16 を得ることになり、16 名でもよいことになります。しかしながら実際は試験を始めてみると mean が母集団より高い、ということ自体が間違っている（母集団より低い）可能性もあるので、Two-sided test で計算しております。

6-2 Two-Samples Mean

> 　今 A 学校と B 学校の数学の平均点に差があることを検証し
> ようとしています。
> 　A 学校の生徒での数学の mean は 55 点、SD＝20 とし、B
> 学校の生徒での mean＝65 点、SD＝20 であるとします。
> Mean に有意な差があるというにはそれぞれどれくらいのサン
> プルが必要でしょうか。

　この場合の null hypothesis は A 学校の数学の mean 55 点と、B
学校の mean 65 点が等しい、すなわち、

　H_0: B 学校の mean から A 学校の mean を引いた場合、その差は
0 である、ということになります。

　Alternative hypothesis（H_A）はその差は 0 ではない、ということ
になります。

　STATA でやってみます。

> Statistics＞Power and sample size＞test comparing two
> independent mean

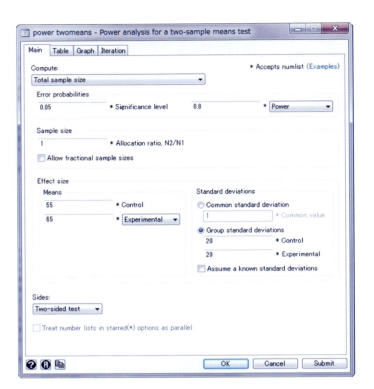

Effect size の Means のところの Control に A 学校の mean である 55、Experimental に B 学校の mean である 65 を入力します。

Standard deviations のところで Group standard deviations をチェックし、Control のところに 20、Experimental のところも 20 に設定します。

そうすると以下のような結果を得ます。

JCOPY 498-10904

```
. power twomeans 55 65, sd1(20) sd2(20)

Performing iteration ...

Estimated sample sizes for a two-sample means test
Satterthwaite's t test assuming unequal variances
Ho: m2 = m1   versus   Ha: m2 != m1

Study parameters:

        alpha =     0.0500
        power =     0.8000
        delta =     2.8284
           m1 =    55.0000
           m2 =    65.0000
          sd1 =    20.0000
          sd2 =    20.0000

Estimated sample sizes:

            N =          128
  N per group =           64
```

　一番下の、N per group = 64 となっておりますので、それぞれ 64 名ずつエントリーするとよいことがわかります。

　実際に、mean を 2 群で比較する student t test で見てみましょう。

　A 学校の 64 名の mean = 55、SD = 10、B 学校の 64 名の mean = 65、SD = 20 であったとします。

STATA

Statistics＞Summaries, tables, and tests＞Classical tests of hypotheses＞t test calculator

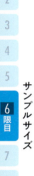

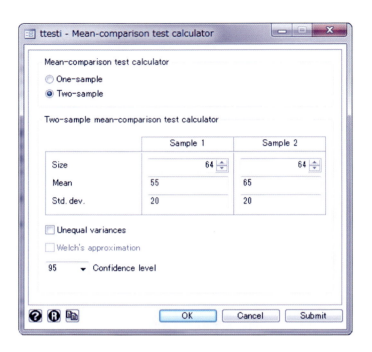

その結果は以下のようになります。

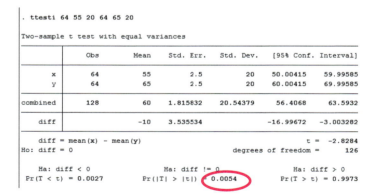

　これを見るとわかるように、P＝0.0054 となっており、有意に2群には差があることがわかります。

サンプルサイズを決定する際、α＝0.05 と設定したのに、P＝0.0054 となっているのはなぜだろうと疑問に思うかもしれません。これは power を 0.80 としてサンプルサイズを決定したことによります。

　実際はそれぞれの群が 32 名であったとしても、同じ mean、SD を得た場合は統計学的有意差を認めることになります。

```
. ttesti 32 55 20 32 65 20

Two-sample t test with equal variances

               Obs      Mean    Std. Err.    Std. Dev.   [95% Conf. Interval]

       x        32        55    3.535534           20    47.78923    62.21077
       y        32        65    3.535534           20    57.78923    72.21077

combined        64        60    2.558832     20.47065    54.88658    65.11342

    diff                 -10           5                -19.99486   -.0051424

    diff = mean(x) - mean(y)                                t =   -2.0000
Ho: diff = 0                                degrees of freedom =       62

   Ha: diff < 0                Ha: diff != 0                  Ha: diff > 0
Pr(T < t) = 0.0249      Pr(|T| > |t|) = 0.0499      Pr(T > t) = 0.9751
```

　しかしながら質のよい研究を計画する場合はサンプルサイズの決定で求められたように 2 群とも 64 名ずつをエントリーする方向で研究を開始することが望ましいと思われます。

6-3 One-sample Proportion

> 一般に 50％合格するテストがあります。A 学校では 60％合格し、有意に高いことを言いたいと思います。必要なサンプルサイズはどれくらいでしょうか。

Null hypothesis: A 学校の合格率は 50%である

Alternative hypothesis: A 学校の合格率は 50%ではない

STATA

Statistics＞Power and sample size＞Wald test comparing one proportion to a reference value

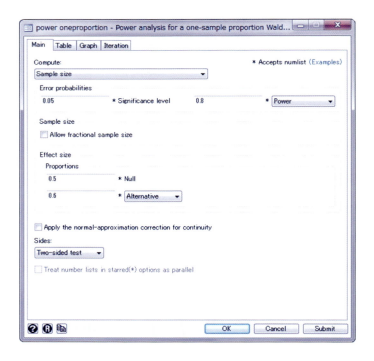

Effect size の Null に 0.5 を、Alternative に 0.6 を入力します。以下のような結果を得ます。

JCOPY 498-10904

```
. power oneproportion 0.5 0.6, test(wald)

Performing iteration ...

Estimated sample size for a one-sample proportion test
Wald z test
Ho: p = p0   versus  Ha: p != p0

Study parameters:

        alpha =     0.0500
        power =     0.8000
        delta =     0.1000
           p0 =     0.5000
           pa =     0.6000

Estimated sample size:

           N =        189
```

　一番下の、N＝189 となっておりますので、189 名エントリーす
るとよいことがわかります。

6-4 Two-Samples Proportion

ある資格に対し、A 大学の合格率は 70％、B 大学の合格率は
80％であるとします。統計学的に有意な差があると言うにはど
れくらいのサンプルが必要でしょうか。

Null hypothesis : A 大学と B 大学の合格率は等しい
Alternative hypothesis : A 大学と B 大学の合格率は等しくない

STATA

Statistics>Power and sample size>Chi-square test comparing independent proportions

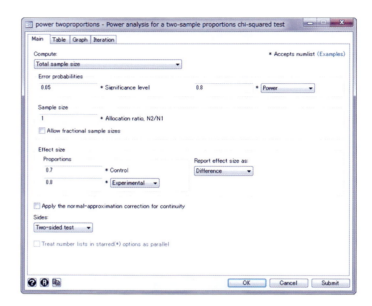

Effect size の Control に 0.7 を、Experimental に 0.8 を入力します。

以下のような結果を得ます。

サンプルサイズ

6限目

```
. power twoproportions 0.7 0.8, test(chi2)

Performing iteration ...

Estimated sample sizes for a two-sample proportions test
Pearson's chi-squared test
Ho: p2 = p1  versus  Ha: p2 != p1

Study parameters:

        alpha =    0.0500
        power =    0.8000
        delta =    0.1000   (difference)
           p1 =    0.7000
           p2 =    0.8000

Estimated sample sizes:

           N =       588
  N per group =       294
```

　一番下の N per group＝294 となっておりますので、各群 294 名
ずつエントリーすればよいことがわかります。

6-5 Sample Size for a Difference in Time-to-Event Data

　生存解析においてもある程度の必要なサンプルサイズを計算する
ことができます。

> 今ある疾患に対し A 薬投与群と placebo 群で生存率を検討し
> ます。A 薬投与群での生存率が 60％、placebo 群で 40％、途
> 中 Lost する（追跡から外れてしまう）ものが全体の 10％いる
> とします。どれくらいのサンプル数が必要でしょうか。

Null hypothesis: A 群の生存率と placebo 群の生存率は等しい

Alternative hypothesis: A 群の生存率と placebo 群の生存率は等しくない

STATA

Statistics＞Power and sample size＞Log lank test comparing two survival rates

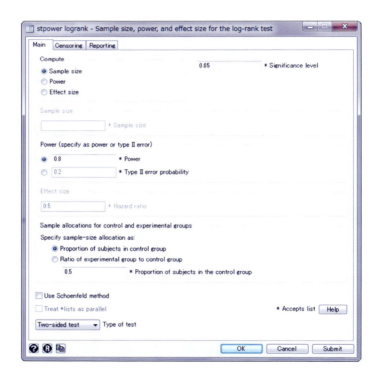

　この画面では特に設定を変更するところはありません。一番上の Main の横の Censoring の画面を開きます。

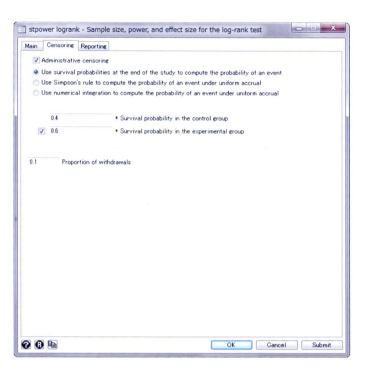

Administrative censoring にチェックを入れ、Survival probabili-
ty in the control group に 0.4 を、Survival probability in the
experimental group に 0.6 を入力します。その下の Proportion of
withdrawals に 0.1 を入力します。

すると以下のような結果を得ます。

```
. stpower logrank 0.4 0.6, wdprob(0.1)

Estimated sample sizes for two-sample comparison of survivor functions
Log-rank test, Freedman method
Ho: S1(t) = S2(t)

Input parameters:

        alpha =     0.0500   (two sided)
           s1 =     0.4000
           s2 =     0.6000
       hratio =     0.5575
        power =     0.8000
           p1 =     0.5000
   withdrawal =       10.00%

Estimated number of events and sample sizes:

            E =         98
            N =        218
           N1 =        109
           N2 =        109
```

　N1＝109、N2＝109 となっておりますので、それぞれ 109 名ず
つエントリーすればよいことがわかります。

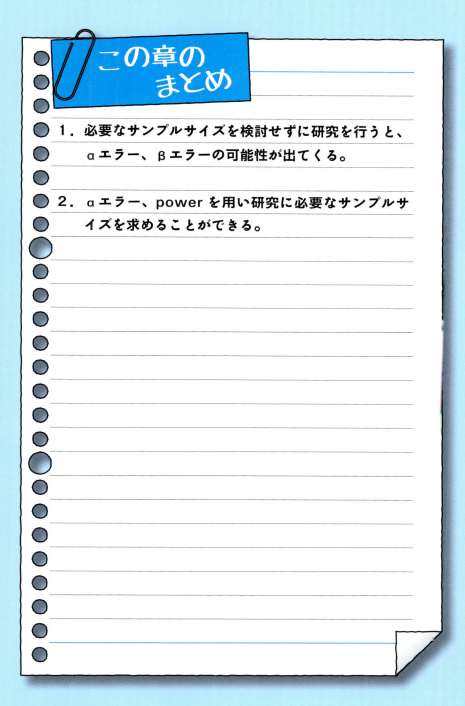

この章の まとめ

1. 必要なサンプルサイズを検討せずに研究を行うと、αエラー、βエラーの可能性が出てくる。

2. αエラー、power を用い研究に必要なサンプルサイズを求めることができる。

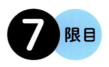

CHAPTER 07

回帰分析

相関、回帰分析

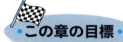

1 回帰と相関の違いを理解する。

2 192 カ国の平均年齢のデータを用い、男性の平均年齢から女性の平均年齢を予測できるかを検討できる。

3 男性と女性の平均年齢に関係があるかを検討できる。

　この章では相関と回帰について勉強していきます。どちらも似たような感じで、どちらを使えばよいか迷う方もいるかもしれません。

　簡単には以下のように考えることができます。

　回帰（regression）：1 つの variable（変数）からもう片方の variable（変数）を推測する

　相関（correlation）：2 つの variable の関係の強さと方向性を判断する

　すなわち、回帰ではある説明変数（explanatory variable）または独立変数（independent variable）が、最終的に目的変数（objec-

tive variable）または従属変数（dependent variable）をどの程度予
測できるか、を検討するものです。一方、相関では 2 つの変数は同
等の関係にあります。

　ここでは回帰分析を中心に例を用い見ていきましょう。

　今世界の 192 カ国の男女の平均年齢のデータがあるとします。
男性の平均年齢から、女性の平均年齢が予測できるのか疑問をもち、
検討を始めました。

　回帰分析で検討する場合の仮説は以下のようになります。

7-1 男性の平均年齢から女性の平均年齢を予測できる

　早速ですが、それでは実際に STATA で解析してみます。
STATA の Data に以下のように 192 カ国分作成します。

	country	male	female
1	Japan	82	87.3
2	Andorra	80.8	87.6
3	Singapore	82	87
4	HongKong (PRC)	82	85.6
5	SanMarino	82	85
6	Iceland	81.4	85.2
7	Italy	80.4	85.8
8	Sweden	81.4	84.6
9	Australia	80.5	85.5
10	Switzerland	80.4	85.4
11	Canada	80.4	84.6
12	Spain	79.5	85
13	France	79.4	85.2
14	Israel	80.2	84
15	Luxembourg	79.5	84.5
16	Norway	80.2	83.6
17	NewZealand	79.4	84
18	Austria	78.5	84.5
19	Netherlands	79.5	83.5
20	Ireland	79.2	83.6
21	Cyprus	79.1	84.3
22	Germany	78.5	83.5

　まずはそれぞれの国の平均年齢を散布図（Scatter plot）に示してみましょう。

STATA

Graphics＞Twoway graph（scatter, line, etc.）

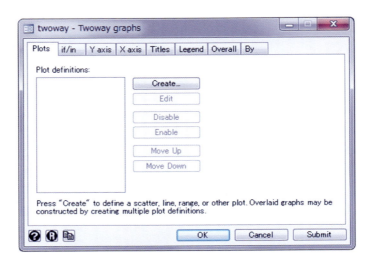

Create をクリックします。

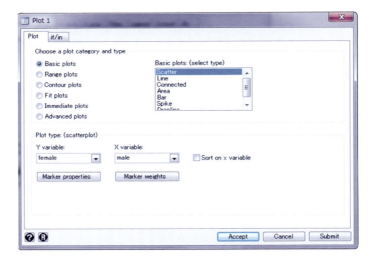

Basic plots は Scatter が選択されておりますので、そのままにします。下の Plot type で Y variable に female、X variable に male を選択します。

Accept を選択するとはじめの Twoway graphs の Plot のところ

に Plot1 と表示されますので、このまま OK を押します。すると以下のようなグラフが表示されます。

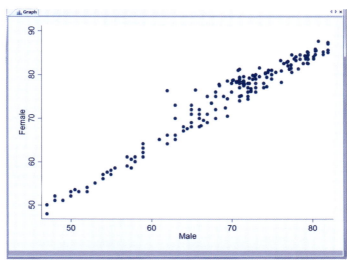

きれいに直線に並んでいるように見えますね。
実際の回帰式の直線を引いてみましょう。

STATA
Graphics＞Twoway graph（scatter, line, etc.）

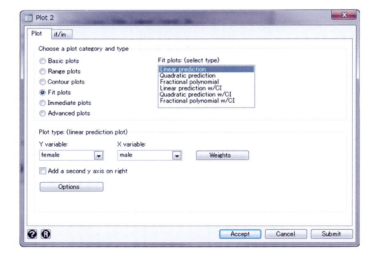

再度 Create を選択します。

Choose a plot category and type で Fit plots を選択し、右側の
Fit plots で Linear prediction を選択します。下の Plot type で先ほ
どと同様に Y variable に female、X variable に male を選択します。

JCOPY 498-10904

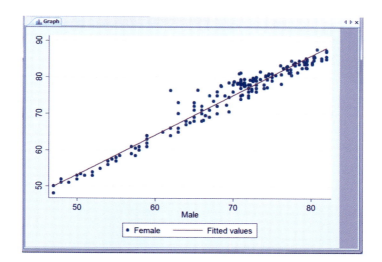

いくつかは直線上に乗っていますが、直線から外れているものも散見されます。

このように回帰分析では直線を引くことで計算式を作成できるか、ということを検証するものです。

少し昔を思い出してみましょう。
高校のときに

$$y = ax + b$$

という方程式を習ったと思います。b が切片で、a が傾きでしたね。ある x の値を投入することで y が求められたと思います。

回帰分析においては

$$Y = \beta_0 + \beta_1 X$$

という式で表します。基本的には高校のときに習った式と同様で、β_0 が切片（intercept）、β_1 が傾き（regression coefficient）になります。

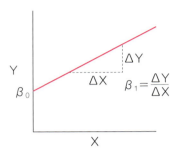

　X の値がある一定数増えた場合に Y がどれくらい変化するかを見ています。

　しかしながら実際のデータでは、それぞれの値がこの直線にきれいに乗るわけではなく、ズレが生じます。すなわち、ある国の男性の平均年齢を使用し、計算式に投入すると女性の平均年齢を予測できますが、実際の平均年齢とはズレが生じているのです。このズレのことを residual（残差）と言います。

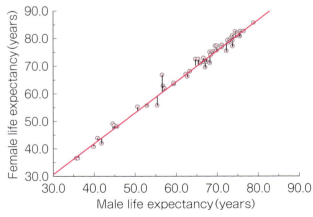

（濃い黒の線に相当するものが residuals）

JCOPY 498-10904

実際の Y の値は、回帰式 $\beta_0 + \beta_1 X$ に X の値を投入し、それを residual で補正したもの、となります。

　このことから、よりよい回帰式は、簡単に言うと残差が最も小さいものとなります。これは最小 2 乗法という原理で計算されています。

　それでは先ほどの例で回帰式を作成してみましょう。

STATA
Statistics＞Linear models and related＞Linear regression

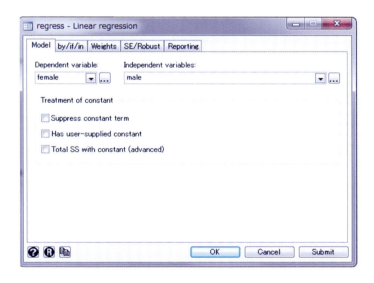

　Dependent variable に female、Independent variable に male を選択します。

以下のような結果を得ます。

```
. regress female male

     Source |       SS       df       MS              Number of obs =     192
------------+------------------------------           F(  1,   190) = 3966.14
      Model |  17083.2871      1  17083.2871           Prob > F      =  0.0000
   Residual |  818.384033    190  4.30728439           R-squared     =  0.9543
------------+------------------------------           Adj R-squared =  0.9540
      Total |  17901.6712    191   93.726027           Root MSE      =  2.0754

------------------------------------------------------------------------------
     female |     Coef.   Std. Err.      t    P>|t|     [95% Conf. Interval]
------------+-----------------------------------------------------------------
       male |   1.086167   .017247    62.98   0.000     1.052147    1.120187
      _cons |  -1.019037  1.195522    -0.85   0.395    -3.377238    1.339164
------------------------------------------------------------------------------
```

　_cons の行の Coef. を見ると −1.019037 となっています。これが β_0 に相当し切片を表します。

　male の行の Coef. を見ると 1.086167 となっています。これが β_1 に相当し傾きを表します。

　これらの結果から $Y = \beta_0 + \beta_1 X$ に当てはめると、以下のような回帰式を作成することができます。

Female life expectancy
$$= -1.019037 + 1.086167 \times (\text{male life expectancy})$$

　この式から、**男性の平均年齢が 1 歳上昇すると、女性の平均年齢は 1.086167 歳上昇する**ことがわかります。

　それでは、実際のこの式を元に、日本の女性の平均年齢を予測してみましょう。

　この Dataset では日本の男性の平均年齢は 82 歳でした。この数字を X として投入してみます。

STATA

Statistics＞Postestimation＞Linear combinations of esti-
mates

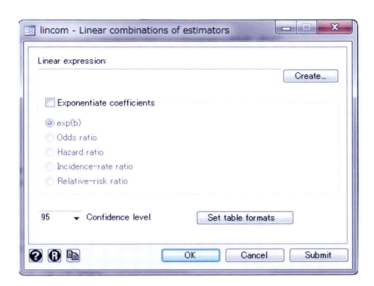

Create のところをクリックします。

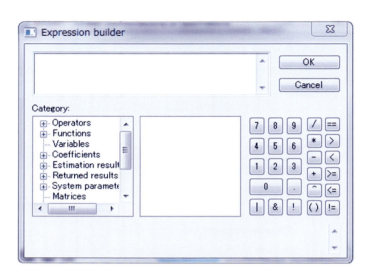

Category の中の Coefficients を開くと Coefficients と Standard errors の 2 つが表示されますので、Coefficients を選択すると _cons と male が右の欄に現れます。

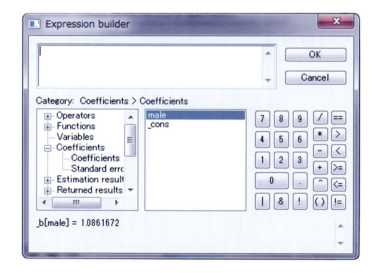

　_cons をダブルクリックすると上の欄に入りますので、＋（プラス）を入力し、次に male をダブルクリックします。

JCOPY 498-10904

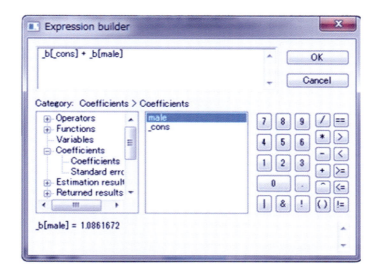

OK を押すと以下の画面になります。

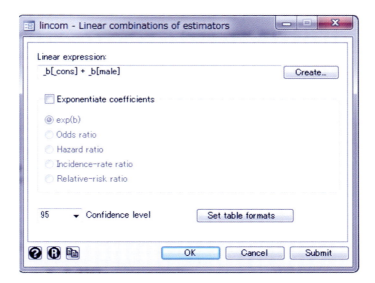

男性の平均年齢の 82 を掛けます。

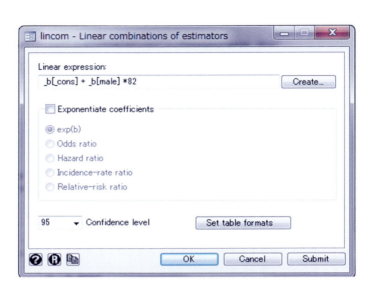

以下のような結果を得ます。

```
. lincom _b[_cons] + _b[male] *82

( 1)  82*male + _cons = 0

     female |    Coef.   Std. Err.      t    P>|t|     [95% Conf. Interval]
  ----------+--------------------------------------------------------------
        (1) |  88.04667   .2729204   322.61  0.000     87.50833    88.58501
```

88.0（95% CI＝87.5-88.6）となりました。

　実際の Dataset では日本の女性の平均年齢は 87.3 歳でしたので、95% CI にも入っておりません。散布図を見ると、男性の平均年齢82 歳に相当する女性の平均年齢は回帰直線よりも下にプロットされていることがわかります。

　実際の値から予測値を引いたもの、ここでは 87.3 − 88.0 の−0.7 が日本における residual となります。

　それではこの回帰分析が本当に関係を示しているのか、あるいは偶然作成された計算式なのか検証してみましょう。

回帰分析による方法と、相関による方法で null hypothesis を考えて見ます。

回帰分析においては、

$$H_0: \beta_1 = 0$$
$$H_A: \beta_1 \neq 0$$

となります。

それではもう一度先ほどの結果を見てみましょう。

```
. regress female male

      Source |       SS       df       MS              Number of obs =     192
-------------+------------------------------           F(  1,   190) = 3966.14
       Model |  17083.2871      1   17083.2871         Prob > F      =  0.0000
    Residual |  818.384033    190   4.30728439         R-squared     =  0.9543
-------------+------------------------------           Adj R-squared =  0.9540
       Total |  17901.6712    191   93.726027          Root MSE      =  2.0754

------------------------------------------------------------------------------
      female |      Coef.   Std. Err.      t    P>|t|     [95% Conf. Interval]
-------------+----------------------------------------------------------------
        male |   1.086167    .017247    62.98   0.000     1.052147    1.120187
       _cons |  -1.019037   1.195522    -0.85   0.395    -3.377238    1.339164
------------------------------------------------------------------------------
```

ここで male の P>|t| を確認すると 0.000 となっております。すなわち P<0.05（$\beta_1 = 0$ である確率が 5％より小さい）ことを意味しますので、この回帰式が意味のあるものと考えることができます。

それでは $H_0: \beta_1 = 0$ を reject できない場合はどのような場合でしょうか。以下のような条件が考えられます。

1. X が Y と関係がない場合
2. 関係が直線上の関係にない場合
3. test assumption を満たしていない場合（後述）
4. 十分な統計学的 power がなかった場合、サンプルサイズが少なかった場合

が考えられます。

　このように男性の平均年齢により女性の平均年齢を推測できる（つまりは関係している）ことがわかりました。それでは、その関係の強さはどのように評価すればよいのでしょうか。

7-2 The Coefficient of Determination (R^2)

　細かい式は省略しますが、residual と、Y の平均の値から関係の強さを計算されます。

```
. regress female male

    Source |      SS       df       MS              Number of obs =     192
-----------+------------------------------          F(  1,   190) = 3966.14
     Model | 17083.2871     1  17083.2871           Prob > F      =  0.0000
  Residual | 818.384033   190  4.30728439           R-squared     =  0.9543
-----------+------------------------------          Adj R-squared =  0.9540
     Total | 17901.6712   191   93.726027           Root MSE      =  2.0754

------------------------------------------------------------------------------
    female |      Coef.   Std. Err.      t    P>|t|     [95% Conf. Interval]
-----------+------------------------------------------------------------------
      male |   1.086167   .017247     62.98   0.000     1.052147    1.120187
     _cons |  -1.019037  1.195522     -0.85   0.395    -3.377238    1.339164
------------------------------------------------------------------------------
```

　今赤枠で囲んだあたりがそれらの結果を表しており、R-squared (R^2) が関係の強さを示しています。

　今 R^2 が 0.9543 となっております。これは何を意味しているのかというと、

　「女性の平均年齢の変動の 95.4％は男性の平均年齢の変動によって説明できる」

ということになります。

JCOPY 498-10904

次に相関によってこの関係の方向性、強さを検証してみます。

Null hypothesis は、

H₀: 2 つの variable の間に相関はない（r＝0）

H_0: 2 つの variable の間に相関はない（r＝0）

となり Pearson's correlation coefficient test で検討します。

> **STATA**
> Statistics＞Summaries, tables, and tests＞Summary and descriptive statistics＞Pairwise correlations

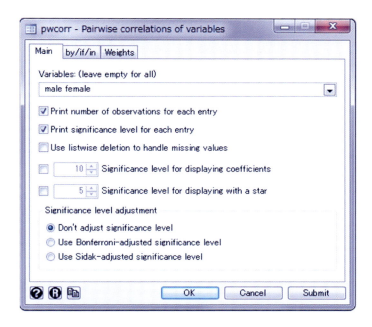

Variables にところでプルダウンで male と female を選択し、
Print number of observations for each entry と Print significance

level for each entry をチェックします。

以下のような結果を得ます。

```
. pwcorr male female, obs sig

                    male     female

        male      1.0000

                    192

      female      0.9769    1.0000
                  0.0000
                    192       192
```

0.9769 が Correlation Coefficient（相関係数; r）であり、その下の 0.0000 は p value を示します。その下の 192 はサンプル数です。

P＜0.05 ですので、null hypothesis は reject され、男性の平均年齢と女性の平均年齢には統計学的に有意に相関があることがわかります。

R は−1 から 1 の間の数を取りますが、一般に r が
　　　0〜0.25（0〜−0.25）をあまり関係なし
　　　0.25〜0.50（−0.25〜−0.50）をある程度の関係あり
　　　0.50〜0.75（−0.50〜−0.75）を中程度の関係あり
　　　0.75〜1.00（−0.75〜−1.00）を強い関係あり
とすることが多いです。

相関では、サンプル数を大きくすると、関係が弱くても P value が 0.05 以下になりますので、r の大きさから判断することが望ま

しいです。（例えば、データの数が100を越えると、rが0.20ぐらいでもP valueは0.05以下になります。）

　先ほど述べましたようにnull hypothesisはr＝0（つまり全く相関がない）ですので、r≠0がalternative hypothesisとなります。したがって、P valueが0.05以下であることは、rが0ではない、といっているだけのことになります。

　ここでThe Coefficient of Determination（R^2）とCorrelation Coefficient（r）の関係ですが、文字通り

$$R^2 = r \times r$$

という関係になります。

　ちなみにrの値は回帰分析の解析の中でも示すことができます。

STATA
Statistics＞Linear models and related＞Linear regression

の先ほどの画面でReportingを選択し、standardized beta coeffi-cientsにチェックを入れると以下のような結果を得ます。

```
. regress female male, beta

      Source |       SS       df       MS              Number of obs =     192
-------------+------------------------------           F(  1,   190) = 3966.14
       Model | 17083.2871        1   17083.2871        Prob > F      =  0.0000
    Residual | 818.384033      190   4.30728439        R-squared     =  0.9543
-------------+------------------------------           Adj R-squared =  0.9540
       Total | 17901.6712      191   93.726027         Root MSE      =  2.0754

------------------------------------------------------------------------------
      female |      Coef.   Std. Err.      t    P>|t|                     Beta
-------------+----------------------------------------------------------------
        male |   1.086167    .017247    62.98   0.000                 .9768749
       _cons |  -1.019037   1.195522    -0.85   0.395
------------------------------------------------------------------------------
```

このBetaの値がrと同じ値を示します。

●どのような場合に回帰分析を使用できるか

　回帰分析を行う前に、そもそもサンプルデータが回帰分析に使用できるかを検証する必要があります。

　それではどのような場合に回帰分析を使用できるかの assumption を示します。

1. Y が random variable である
2. Residual の分布が normal distribution を示す
3. Y が homoscedastic（等分散的）である
4. X が一定量増加した際の Y の増加量は一定である（linearity）
5. Y の値はお互い independent である

　3 のどのような X に対しても、homoscedastic（等分散的）であるというのはどういうことかと言うと、任意の X に対する Y の値の分散が等しいと言うことです。以下の図のように X が大きくなるにつれて Y の分散が大きくなっているような場合は heteroscedastic と言います。

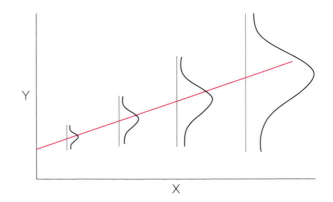

JCOPY 498-10904

5番目のＹの値はお互い independent であると言うのは、同じヒトから 2 回得られたデータなどを入れてはいけないということです。

　それぞれを検証していきます。

　まず residual を評価します。

STATA
Statistics＞Linear models and related＞Regression diag-nostics＞Residual-versus-fitted plot

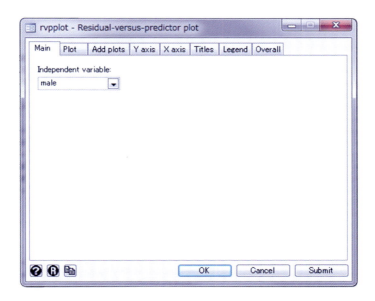

　Independent variable に male を選択します。

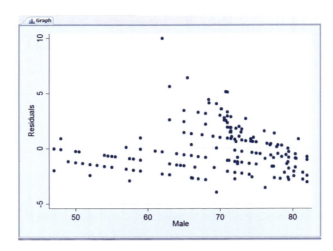

STATA
Statistics＞Linear models and related＞Regression diagnostics＞Residual-versus-fitted plot

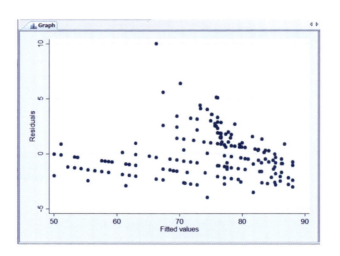

Dataset に Residual の variable を作成してみます。

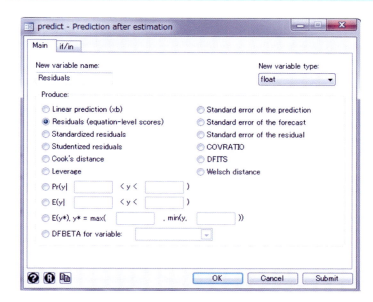

New variable name に Residuals と入力し、下の Produce で Residuals を選択します。ここで一度 OK を押します。すると Dataset に Residuals という variable が作成されます。

	country	male	female	Residuals
1	Japan	82	87.3	-.7466679
2	Andorra	80.8	87.6	.8567249
3	Singapore	82	87	-1.046671
4	HongKong (PRC)	82	85.6	-2.446672
5	SanMarino	82	85	-3.046671
6	Iceland	81.4	85.2	-2.194975
7	Italy	80.4	85.8	-.5088021
8	Sweden	81.4	84.6	-2.794974
9	Australia	80.5	85.5	-.9174201
10	Switzerland	80.4	85.4	-.9088036
11	Canada	80.4	84.6	-1.708807
12	Spain	79.5	85	-.331253
13	France	79.4	85.2	-.022641

■Normality の評価

　残差が正規分布を示すかを検証する方法として Shapiro–Wilk W test for normal data（3 限目参照）と Skewness/Kurtosis tests for Normality を用います。

Variable に Residuals を選択します。

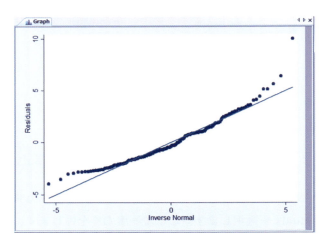

JCOPY 498–10904

いずれも Variable に Residual を選択します。

```
. swilk Residuals

                Shapiro-Wilk W test for normal data

    Variable |    Obs         W          V         z     Prob>z

   Residuals |    192    0.94249    8.280     4.854    0.00000
. sktest Residuals

                Skewness/Kurtosis tests for Normality
                                                    ------- joint -------
    Variable |    Obs   Pr(Skewness)   Pr(Kurtosis)   adj chi2(2)   Prob>chi2

   Residuals |    192      0.0000         0.0002        32.20        0.0000
.
```

　Prob＞chi2 が 0.0000 となっておりますので、分布は正規分布
に従わないことがわかります。

■Homoscedasticity の評価

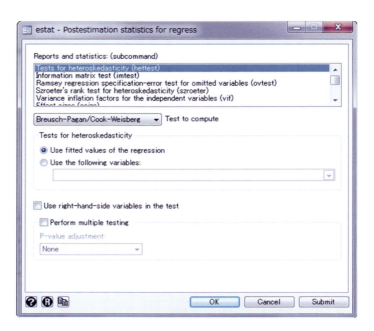

　はじめから Reports and statistics は Tests for heteroskedastici-
ty が選択されており、その下は Breusch-Pagan/Cook-Weisberg に
なっておりますのでそのまま進めます。

```
. estat hettest

Breusch-Pagan / Cook-Weisberg test for heteroskedasticity
        Ho: Constant variance
        Variables: fitted values of female

        chi2(1)       =       0.44
        Prob > chi2   =     0.5051
```

　Ho は constant variable ですので、P＝0.5051 で null hypothe-
sis は reject されず、データは Homoscedasticity と言えます。

JCOPY 498-10904

■Linearity の評価

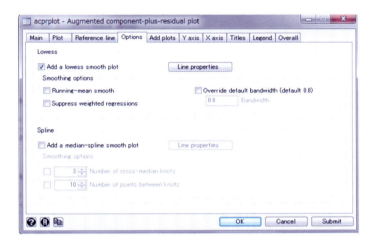

Main の画面で Independent variable で male を選択、Options の画面で以下のように Add a lowess smooth plot にチェックを入れます。

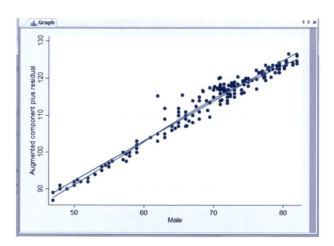

これで大体直線であるので、linearity も大丈夫だと言えます。

■Outlier の評価

> **STATA**
> Graphics＞Twoway graph（scatter, line, etc.）

JCOPY 498-10904

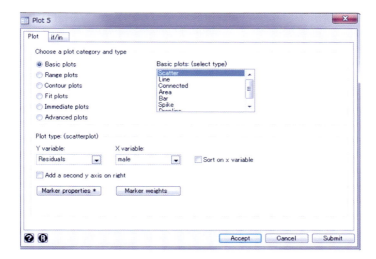

Y variable に Residuals、X variable に male を選択します。
下の Marker properties を選択し、

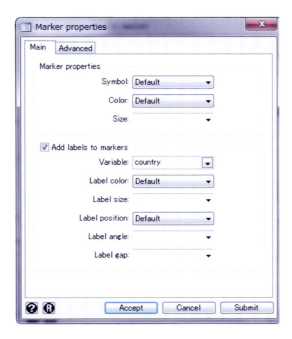

Add labels to markers にチェックを入れ、Variable で country を
選択します。

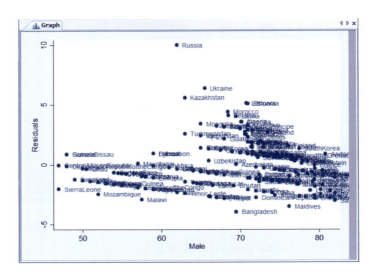

このように Russia のみ上のほうに飛び出ているのがわかります。
　このことは、Russia のみを除外して再度解析を行うことでさらに
きれいな回帰式を作成できることを示唆しています。しかしながら、
除外する場合、なぜそれを除外するのか、明確な理由を明らかにす
る必要があります。例えば Russia のデータのみ信頼性がなかった
場合など、明らかに異常であるという理由がある場合は除外できま
す。

　また、今回は直線での回帰分析のみを記載しましたが、曲線での
回帰式での解析などもあります。あるいは Y の値が曲線状に増加し
ている場合に、Y の値を対数化することで直線化になることもあり
ます。

7限目　回帰分析

相関の検討では、2 つの variable とも normal distribution を示す際は parametric な方法である Peason's correlation coefficient test を用い、normal distribution に従わない場合 は Peason's correlation coefficient test 以 外 に も Spearman's rank correlation を用いることがあります。今回 使用したデータでは後者のほうがよい気もしますが、講義でこ のデータセットを用い検討しましたので、そのまま使用してお ります。

　ここで今回使用した dataset で Spearman's rank correlation を 行うと以下のようになります。

STATA

Statistics＞Nonparametric analysis＞Tests of hypotheses ＞Spearman's rank correlation

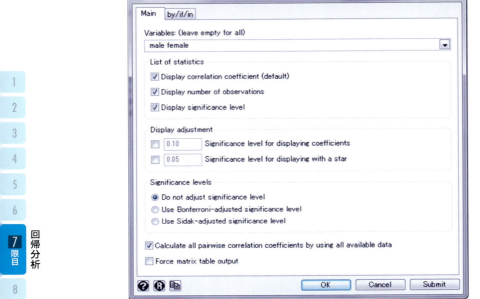

Variables に male、female を選択肢、その下の List of statistics
で3つともチェックを入れます。下のほうの Calculate all pairwise
correlation coefficient by using all available data にもチェックを
入れます。

```
. spearman male female, stats(rho obs p) pw

 Number of obs =        192
Spearman's rho =         0.9512

Test of Ho: male and female are independent
    Prob > |t| =         0.0000
```

Prob＞|t|＝0.0000 となっておりますので、P＜0.05 で有意に相関していることがわかります。相関係数（順位相関係数）は0.9512 となります。

この章の
まとめ

1. 回帰や相関では、それぞれの値を散布図に示してみて関係性を検討する。

2. 回帰は片方の variable から結果の variable を予測するもの、相関は 2 つの variable の関係の強さを見るものである。

3. 回帰分析を行う場合、assumption を満たしているかの検証が必要である。

JCOPY 498-10904

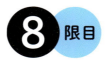

8 限目

交絡と相互作用

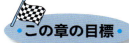

この章の目標

1 交絡因子（Confounding factor）について理解する。
2 相互作用（Interaction）について理解する。
3 第3の要因の影響を加味した統計解析を行うことができる。

8-1 Confounding factor

　研究を行った結果、要因 A と結果が関係していることが明らかとなったとします。

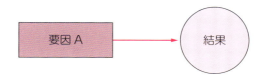

　しかしながら、要因 A と非常に関係している要因 B があり、要因 B も結果に関係していたとします。

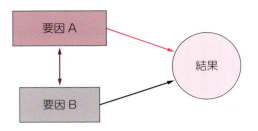

　その場合、要因 A が結果に関係していたのか、要因 B が結果に関係していたのかの判断が難しくなります。

　例えば、要因 A を「飲酒」、結果を「肺癌」としてみます。要因 B が「喫煙」です。

　ある研究で飲酒と肺癌の関係を検討した結果、飲酒の量が多いことと肺癌が関係していたとします。

　しかしながら、次に喫煙の量と肺癌の関係を検討した結果、喫煙の量と肺癌も関係していたとします。さらに喫煙と飲酒も関係していることがわかりました。その場合、飲酒が肺癌と関係していたのかどうかの判断が難しくなると言うことです。

　この場合の要因 B のことを交絡因子（Confounding factor）と呼びます。

　次の例を見てみましょう。ある高校の大学合格率を検討しました。男子学生 1,200 名のうち 680 名が合格し、男性学生の合格率は 57％でした。一方、女子学生 400 名のうち 200 名が合格し、合格率は 50％でした。統計学的解析の結果、男子学生の合格率は女子学生よりも有意に高いことがわかりました。

　しかしながら、その中身を見てみると、女子学生のほうがより医学部を受験していることがわかりました。

	男性			女性		
	受験	合格	合格率	受験	合格	合格率
医学部以外	800	560	70%	100	80	80%
医学部	400	120	30%	300	120	40%
全体	1200	680	57%	400	200	50%

　表のように、女子学生400名のうち300名（75%）が医学部を受験しています。一方、男子学生は1,200名のうち400名（33%）が医学部を受験していました。

　合格率を見てみると、医学部以外の受験では男子学生の合格率が70%であるのに対し、女子学生の合格率が80%と、女子学生の合格率のほうが高くなっています。

　医学部の合格率を見てみると、男子学生の合格率が30%であるのに対し、女子学生の合格率が40%と、女子学生の合格率のほうがやはり高くなっています。

　しかしながら、医学部以外と医学部を合計した総合的な合格率では、男子学生の合格率のほうが高くなってしまっています。

　これは、女子学生の多くが、合格率の低い医学部を受験したことによります。

　このように、それぞれの合格率は女子学生で高いにもかかわらず、「学部」という第3の要因が関係することで、結果に影響を与えていたことになります。このような場合も交絡因子が働いたと言うことができます。

　すなわち、医学部の受験率が男子学生と女子学生で異なっていること、また、合格率が医学部以外と医学部で異なっていることから、性別と合格率の関係に矛盾が生じていたことになります。

　それでは交絡因子が関係しているような研究ではどのように研究を行えばよいのでしょうか。

交絡と相互作用

8限目

まず交絡因子となりそうな要因を明確化し、研究過程でそれらの情報も得ておく必要があります。例えば喫煙とある疾患の関係を検討する際は、飲酒が交絡因子として働く可能性があるので、飲酒の情報も集めておくのです。

別の方法として、交絡因子を認めるものや認めないものに限定して検討を行う研究方法もあります。例えば喫煙と疾患の関係を検討する際、飲酒が交絡因子として作用するので、飲酒歴のないもののみに限定してデータを集める方法です。しかしながら、喫煙と飲酒の関係が強い場合、飲酒歴のない集団に限定してしまうと、喫煙群が減ってしまい、疾患との関係を解析することが困難になることがあります。

あるいは交絡因子の有無で別々に検討することも可能です（層別解析）。例えば、飲酒歴のある集団とない集団に分け、それぞれで喫煙と疾患の関係を検討する方法です。多変量解析を行う場合は、交絡因子で補正することで検討することが可能となります。

試験前にそれらの交絡因子の影響が考えられる場合は、無作為割付を行うことで交絡因子が均等になるようにすることもあります。

次の例を見てみましょう。

親の喫煙が、その子供の成人した際の発癌と関係しているかを検討しようと思います。

親の喫煙の有無と、成人した際の発癌について以下のような結果を得ました。

		癌	
		あり	なし
親の喫煙あり	あり	290	265
	なし	510	630

交絡と相互作用

オッズ比を求めると 1.35（95% CI = 1.10-1.67）となり、親の喫煙がその子供の成人した際の発癌と有意に関係していることがわかりました。

　しかしながら、その子供が成人しているわけですから、その子供自身の喫煙の有無が発癌と関係している可能性があります。また、親の喫煙は、その子供が成人した際の喫煙と関係していると考えられます。

　そこで、対象者自身の喫煙の有無で分けて考えてみました。

非喫煙者

		癌	
		あり	なし
親の喫煙あり	あり	110	110
	なし	250	320

喫煙者

		癌	
		あり	なし
親の喫煙あり	あり	180	155
	なし	260	310

　すると非喫煙者では、親の喫煙と発癌の関係はオッズ比が 1.28（95% CI = 0.93-1.77）と関係はありそうですが、統計学的有意には至りませんでした。

　一方、喫煙者では親の喫煙と発癌の関係はオッズ比が 1.38（95% CI = 1.05-1.83）と有意に関係していました。

　それでは全体として、対象者自身の喫煙の有無で補正した場合に、親の喫煙はその子供の成人した際の発癌と関係しているのでしょう

か？

その検討方法として Mantel-Haenszel 解析があります。

今回の検討における Mantel-Haenszel 解析における null hypothesis は、喫煙の有無で補正した際、親の喫煙とその子供の成人した際の発癌には関係がない、ということになります。

まず、それぞれを以下のように入力した Dataset を作成します。

	cancer	smoke	parent_smoke	freq
1	0	0	1	110
2	0	1	1	155
3	0	0	0	320
4	0	1	0	310
5	1	0	1	110
6	1	1	1	180
7	1	0	0	250
8	1	1	0	260

（1 列目は、非喫煙者で親の喫煙あり、発癌なし、で freq は 110 となります。この 8 パターンを作成し、それぞれの人数を freq のところに入れていきます。）

STATA

Statistics>Epidemiology and related>Tables for epidemiologists>Case-control odds ratio

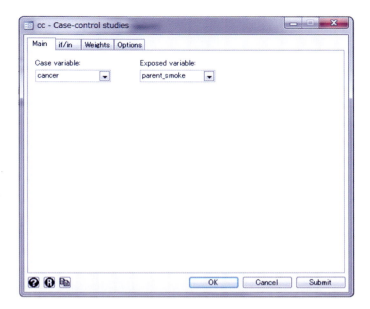

Case variable に cancer を、Exposed variable に parent_smcke
を選択します。

次に Options のページに移り、

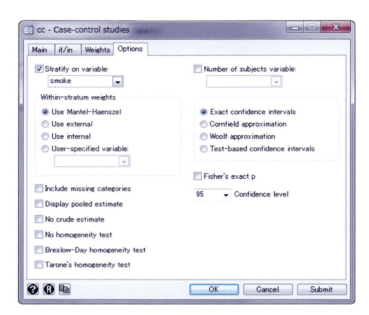

Stratify on variable をチェックし、smoke を選択します。With-in-stratum weights は Use Mantel-Haenszel が選択されたままにします。

Weights のページに移り、

JCOPY 498-10904

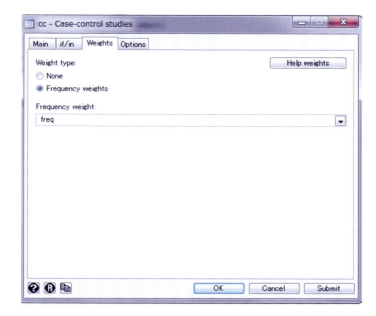

Weight type を Frequency weights に変更し、Frequency weight のところで freq を選択します。

以下のような結果を得ます。

```
. cc cancer parent_smoke [fweight = freq], by(smoke)

        smoke |      OR       [95% Conf. Interval]   M-H Weight
--------------+------------------------------------------------------
            0 |     1.28       .9255087   1.769683    34.81013  (exact)
            1 |  1.384615      1.046547   1.832137    44.53039  (exact)
--------------+------------------------------------------------------
        Crude |  1.351831      1.097222   1.665525              (exact)
  M-H combined |  1.338716      1.091262   1.642282

Test of homogeneity (M-H)      chi2(1) =     0.14  Pr>chi2 = 0.7092

                    Test that combined OR = 1:
                            Mantel-Haenszel chi2(1) =      7.83
                                       Pr>chi2 =      0.0051
```

Smoke 0 のところの OR が、非喫煙者における親の喫煙の発癌に対するオッズ比となります (1.28)。Smoke 1 のところの OR は、

喫煙者における親の喫煙の発癌に対するオッズ比となります（1.38）。

　Crude のところの OR は、対象者の喫煙の有無で補正しない状態、すなわち、非喫煙者と喫煙者を単純に足した状態におけるオッズ比を示しています。

　その下の M-H combined が Mantel-Haenszel 解析を行った結果であり、喫煙の有無で補正した際のオッズ比を表しています。

　1.33（95% CI＝1.09-1.64）となっておりますので、対象者の喫煙の有無で補正しても、親の喫煙は有意にその子供の成人した際の発癌と関係していると言うことができます。

8-2 Mediator

　それでは次のようなケースを考えて見ます。

　妊婦の喫煙が胎児の出生体重と関係しているかを検討しました。その結果、喫煙している妊婦からの胎児のほうが、非喫煙の妊婦からの胎児よりも出生体重が軽いことがわかりました。

　しかしながら、胎盤の重さが軽いことが、妊婦の喫煙とも関係していました。さらに胎盤の重量が軽いことは胎児の軽い出生体重とも関係しておりました。

　そこで胎盤の重さで補正したところ、妊婦の喫煙は胎児の出生体重と関係がありませんでした。

　そのため、妊婦の喫煙は胎児の出生体重とは関係ない、と結論付けました。

　これは正しいのでしょうか？

　ここでは、妊婦の喫煙が胎盤重量に影響を与え、その結果、胎児の出生体重に影響を与えていた、という流れを想定することができます。このような場合、胎盤重量は交絡因子ではなく、mediator

と考えることができます。

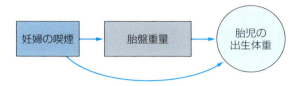

　すなわち、図のような関係が成り立ちますので、妊婦の喫煙は胎児の出生体重とは関係ない、とは言えないのです。
　大事なことは、交絡因子は要因と結果の両方に関係はしているが、その因果関係の中にはない（mediator ではない）ということです。

8-3 Interaction

　次に相互作用（interaction）について説明します。
　相互作用は effect modification とも言います。交絡因子と勘違いをしてしまいそうになるのですが、interaction は、要因と結果の関係に影響を与える因子ということになります。

　例で見ていきましょう。
　ある薬の効果を疾患 A に対して検討しました。その結果、男性では有意に効果を認めましたが、女性では効果を認めませんでした。この場合、性別が薬とその効果の結果に影響を与えたことになります。よって性別が interaction として作用した、と言うことができます。

　具体的に見ていきましょう。心筋梗塞の患者と、心筋梗塞を起こしていない患者を集め、経口避妊薬が心筋梗塞と関係しているかを検討しようとしています。しかし喫煙の有無でその関係が異なって

いるのではと考え、喫煙の有無で別々に検討を行いました。

非喫煙者

		心筋梗塞	
		あり	なし
経口避妊薬あり	あり	36	72
	なし	317	521

喫煙者

		心筋梗塞	
		あり	なし
経口避妊薬あり	あり	240	236
	なし	417	586

　先ほどと同様に Mantel-Haenszel 解析を行った結果以下のような結果を得ました。

```
. cc MI oral [fweight = freq], by(smoke)

        smoke |      OR       [95% Conf. Interval]   M-H Weight
              |
            0 |  .8217666     .5218914   1.276595     24.12685 (exact)
            1 |  1.429094     1.140676   1.790104     66.53955 (exact)
              |
        Crude |  1.351481     1.115623   1.63718               (exact)
 M-H combined |  1.267481     1.044833   1.537573

Test of homogeneity (M-H)      chi2(1) =     5.17  Pr>chi2 = 0.0230

                    Test that combined OR = 1:
                        Mantel-Haenszel chi2(1) =      5.76
                                     Pr>chi2 =      0.0164
```

　Smoke 0 では OR 0.82（95% CI = 0.52-1.28）であり、非喫煙群では経口避妊薬と心筋梗塞は関係がないことがわかります。

　一方 smoke 1 では OR 1.43（95% CI = 1.14-1.79）であることから、喫煙群では経口避妊薬と心筋梗塞は有意に関係していることがわかります。

JCOPY 498-10904

Test of homogeneity（M-H）の Pr＞chi2＝0.023 となっていま
す。このことは、喫煙群と非喫煙群でオッズ比が異なるが、これが
統計学的に有意に異なっていることを示しています。すなわち、喫
煙が interaction として作用していることがわかります。

次に outcome が連続変数である場合を考えてみましょう。
ある疾患の患者さんにある食事の介入を行い、検査数値に影響を
与えるかを検証します。その影響が性別によって異なるかを検討し
ようと考えました。

以下のような Dataset を作成しました。Sex のところには Male
あるいは Female と入力、Diet のところは Control あるいは Inter-
vention を入力します。Value は検査数値を示しています。

	Sex	Diet	Value
1	Male	Control	89.352
2	Male	Control	76.915
3	Male	Control	96.838
4	Male	Control	92.423
5	Male	Control	93.402
6	Male	Control	90.383
7	Male	Control	89.701
8	Male	Control	84.881
9	Male	Control	85.894
10	Male	Control	83.186
11	Male	Control	80.111
12	Male	Control	80.98
13	Male	Control	86.079
14	Male	Control	91.182
15	Male	Control	86.919
16	Male	Control	84.923
17	Male	Control	87.76
18	Male	Control	85.835
19	Male	Control	81.614
20	Male	Control	86.376

STATA

Graphics＞Box plot

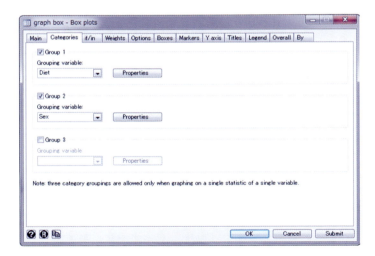

Categories のページを開き、Group 1 の Grouping variable に Diet を、Group 2 の Grouping variable に Sex を選択します。

交絡と相互作用

OK をクリックし、以下のようなグラフが作成されます。

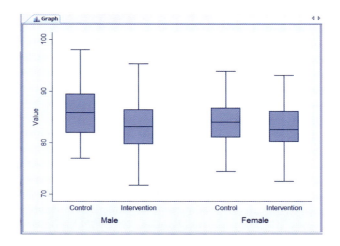

食事の介入の影響が特に男性で認められているのがわかります。
　すなわち、男性であることが interaction として作用しているのがわかります。

　これを統計学的に検証します。

STATA

Statistics＞Linear models and related＞ANOVA/MANO-
VA＞Analysis of variance and covariance

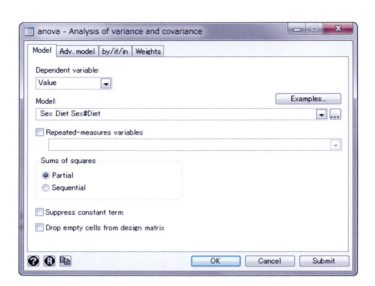

Dependent variable に Value を選択し、Model に Sex と Diet を選択します。次にその横に Sex#Diet と入力します。

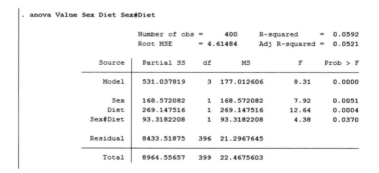

　Sex#Diet のところの Prob＞F を見ると 0.0370 となっております。これは Sex と Diet を掛け合わせた variable を作成した場合に、その variable 自体が検査数値に関係していたことを示します。すなわち、性別の違いで食事の介入の影響が異なることになります。

実際、男性と女性で食事の介入の影響が異なるかを t test でそれぞれの人種で検討してみます。

STATA

> Statistics＞Summaries, tables, and tests＞Classical tests
> of hypotheses＞t test（mean-comparison test）

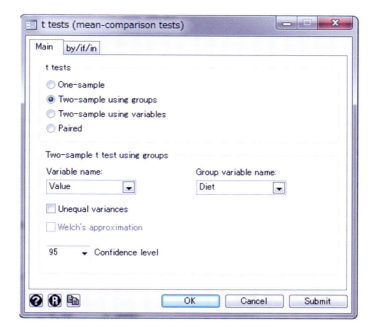

　Two-sample using groups を選択し、Variable name に Value を選択、group variable name に Diet を選択します。
　次に by/if/in を選択し、

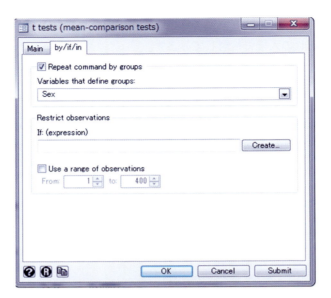

Repeat commend by groups で Sex を選択します。

以下のような結果を得ます。

```
. by Sex, sort : ttest Value, by(Diet)


> Sex = Male

Two-sample t test with equal variances

   Group │    Obs       Mean    Std. Err.   Std. Dev.   [95% Conf. Interval]
─────────┼──────────────────────────────────────────────────────────────────
  Control │    100   85.99918   .4736856    4.736856    85.05929    86.93908
  Interven │   100   83.3926    .4934343    4.934343    82.41352    84.37168
─────────┼──────────────────────────────────────────────────────────────────
 combined │    200   84.69589   .3534284    4.998233    83.99894    85.39284
─────────┼──────────────────────────────────────────────────────────────────
     diff │           2.606585   .6839996                1.257726    3.955444

   diff = mean(Control) - mean(Interven)                    t =    3.8108
Ho: diff = 0                                 degrees of freedom =      198

    Ha: diff < 0                 Ha: diff != 0                   Ha: diff > 0
 Pr(T < t) = 0.9999        Pr(|T| > |t|) = 0.0002          Pr(T > t) = 0.0001


> Sex = Female

Two-sample t test with equal variances

   Group │    Obs       Mean    Std. Err.   Std. Dev.   [95% Conf. Interval]
─────────┼──────────────────────────────────────────────────────────────────
  Control │    100   83.73482   .4208274    4.208274    82.8998     84.56983
  Interven │   100   83.06026   .454884     4.54884     82.15767    83.96285
─────────┼──────────────────────────────────────────────────────────────────
 combined │    200   83.39754   .3099887    4.383902    82.78625    84.00882
─────────┼──────────────────────────────────────────────────────────────────
     diff │           .674558    .6196895               -.5474806    1.896597

   diff = mean(Control) - mean(Interven)                    t =    1.0885
Ho: diff = 0                                 degrees of freedom =      198

    Ha: diff < 0                 Ha: diff != 0                   Ha: diff > 0
 Pr(T < t) = 0.8612        Pr(|T| > |t|) = 0.2777          Pr(T > t) = 0.1388
```

　上の段は Sex = Male すなわち男性における結果です。Control の Mean が 85.9 で Intervention のほうが 83.3 となっており、P = 0.0002 になっています。このことから、男性においては食事介入群で有意に検査数値が低いことがわかります。

　下の段は Sex = Female すなわち女性における結果です。Control の Mean が 83.7 で Intervention のほうが 83.0 となっており、P = 0.2777 になっています。このことから、女性においては食事介入群とコントロール群で検査数値に差がないことになります。

　このように Interaction が考えられる場合は、それぞれに群に分けて検証してみる必要があります。

Confounding factor と Interaction はよく混合してしまいます。

Confounding factor はその因子が要因 A と関連していることで、要因 A と結果の関係が真の関係とは異なる結果になっているもの、と考えればよいでしょう。

一方 Interaction は、ある群にだけ影響を与えるような因子のことで、その因子をもとに層別解析を行うことで要因 A と結果の関係が異なる、と言えるようなものです。そのため、Interaction の因子と要因 A がある場合に結果に対し強く作用するような相乗効果や、Interaction の因子があることで要因 A の結果に対する効果がなくなる相殺効果など評価する必要があります。

JCOPY 498-10904

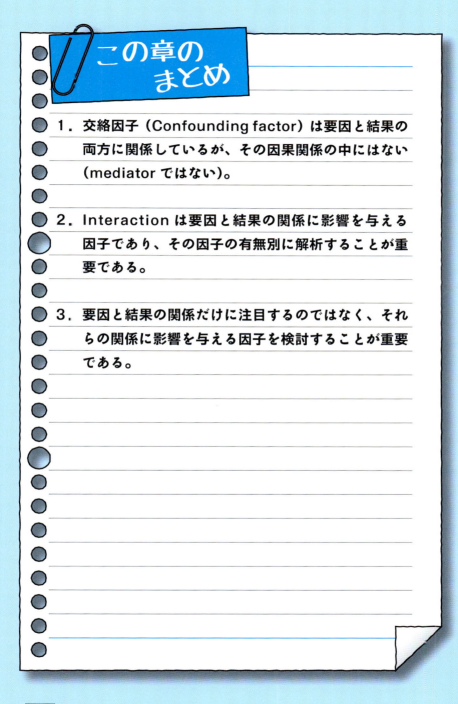

この章の まとめ

1. 交絡因子（Confounding factor）は要因と結果の両方に関係しているが、その因果関係の中にはない（mediator ではない）。

2. Interaction は要因と結果の関係に影響を与える因子であり、その因子の有無別に解析することが重要である。

3. 要因と結果の関係だけに注目するのではなく、それらの関係に影響を与える因子を検討することが重要である。

索　引

塩田　星児（しおた　せいじ）

2002 年大分医科大学（現大分大学医学部）卒業。総合診療部（現総合内科・総合診療科）入局。2009 年から 2014 年 3 月は環境・予防医学講座（旧公衆衛生学）の助教を兼任。統計学、疫学に関する教育、研究に従事。2010 年からは Faculty of 1000 の Assistant Faculty として PubMed 掲載論文の評価を行う。2014 年 4 月から 1 年間米国ヒューストンのベイラー医科大学に留学し、臨床研究、統計を学ぶ。留学中にテキサス大学ヒューストンメディカルスクールの Clinical Research Curriculum の Biostatistics for Clinical Investigators コースを修了。2015 年 4 月からは大分大学医学部医学教育センター助教として医学教育に従事。

アメリカで学んだ医学統計
8 時間集中講義　　　　　Ⓒ

| 発　行 | 2016 年 4 月 20 日 | 1 版 1 刷 |

| 著　者 | 塩　田　星　児 |

| 発行者 | 株式会社　中外医学社 |
| | 代表取締役　青　木　滋 |

〒 162-0805　東京都新宿区矢来町 62
電　話　03-3268-2701(代)
振替口座　00190-1-98814 番

印刷・製本/三報社印刷（株）　　　　　〈HI・SH〉
ISBN 978-4-498-10904-9　　　　Printed in Japan